近未来のTOKYO医療に希望はあるか？

TMA近未来医療会議

小学館

近未来のTOKYO医療に希望はあるか？

医療の安心と安全を保つために——医療者と都民で「越えるべきハードル」

目次

本書は東京都医師会が設置した「TMA近未来医療会議」（2022年1月～2023年4月）の議論・提言を、各座長のインタビューやシンポジウム発表などをもとに、東京都医師会の監修を踏まえ、一般読者向けにわかりやすく構成したものです。使用した図版・解説などは、適宜、元資料を簡略化して作成・掲載しています。
文中に登場する話者などの肩書には、一部、会議開催時のものが含まれています。

取材・構成／清水典之
イラスト／勝山英幸
装丁・本文デザイン／ためのり企画

序章　「TMA近未来医療会議」の意義と目的

東京の医療者が声を上げなければ「近未来の医療崩壊」は回避できない

尾﨑　治夫
（東京都医師会会長）

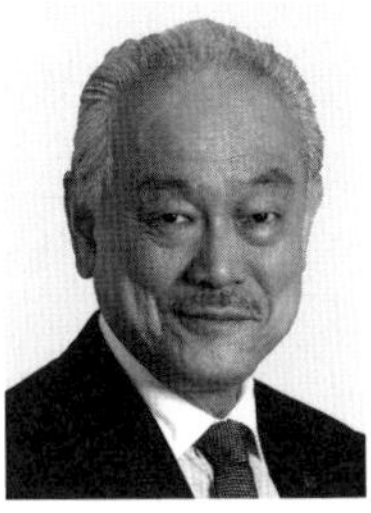

高齢者で病床が埋め尽くされる近未来

3年以上続いた新型コロナウイルス感染症のパンデミックの混乱から、我々医療従事者は数多くのことを学びました。

2022年初めに起きたコロナ第6波では、感染性が著しく強まったオミクロン株が流行しました。介護施設で次々にクラスターが発生し、急性期の病院に高齢の患者が運び込まれて病床が埋まり、自宅療養中だった人が重症化して救急車を呼んでも、搬送先が見つからないという事態になったのです。

その際の東京都医師会や医師たちの対応については本書第3章で触れるのでここでは詳しく述べませんが、私たちはコロナ対応に追われながら「2040年頃に起きると予想していた事態が、20年も前倒しで発生した」と衝撃を受けました。どういう意味なのか、説明が必要だと思います。

今後、日本では高齢化がさらに進行します。人口構成上、最大の集団である団塊世代が後期高齢者の年齢に差し掛かりつつありますが、20年後にはその次に多い団塊ジュニア世代が高齢者の仲間入りをします。

超高齢社会とは〝多死社会〟です。人はいつか必ず死を迎えます。ただし、誰もが徐々に体が弱って静かに大往生できるわけではありません。現実には多くの高齢者が、がんや心筋梗塞、糖尿病、認知症といった何らかの疾患を抱えて、終末期の医療を受けながら最期を迎えています。

私が循環器内科を開業した35年ほど前、日本人の平均寿命は70代前半で、がんは「死に至る病」であり、心筋梗塞は「見守るしかない病」でした。極端にいえば、患者は「死に至る人」と「元気になる人」のどちらかだったのです。

その後の薬や医療技術の進歩により、がんや心筋梗塞は「簡単に死を迎えずに済む病気」になりつつあります。それは人々の命と健康を守る医療者として大変喜ばしいことですが、その半面、慢性期病院に転院して治療が続く患者や、再発して再入院する患者は多くなりました。先の表現になぞらえるなら、「死には至らないけれど、元気にならない人」が30〜40年間で急激に増加し、そして今後も増え続けるということです。

多死社会を迎えた際に、死を目前とした終末期の患者をすべて急性期の病院が受け入れていけば、病床は高齢者で埋まり、若い世代の急性期患者が割り込む余地はなくなります。私たちはコロナ禍で病床が埋め尽くされていく光景を見ましたが、これは近未来の医療の姿でもあるのです。

〝全国一律〟を理由に放置される「東京特有の問題」

私はかねてより、「今後20年で東京都の医療は危機的状況に陥る」と訴えてきました。全国的に見れば２０４０年までに高齢化のピークは過ぎますが、転入が続いている東京都は別で、さらにその先まで高齢化が続くと予測されています。これは東京など大都市特有の問題といえます。

医療提供側にも「東京特有の問題」があります。都民や国民の皆さんは「医者は総じてお金持ち」という印象を抱くかもしれませんが、東京の医療機関は決してそうではありません。医師が受け取る診療報酬は治療の内容ごとに全国一律で決められていますが、東京は土地代もスタッフの人件費も高いからです。また、東京都は赤字が続いている都立病院に年間約450億円の補助金を出して損失を補塡していますが、民間の医療機関に補助金はありません。

医師会は開業医の組織と見られがちですが、現在は会員の約半数を勤務医が占めています。〝いずれ親の後を継ぐ〟という勤務医も少なくありませんが、そうではない若手医師は独立・開業を目指すにも初期コストのハードルが高いため、開業を選ばなくなっています。必然的に開業医の高齢化が進みますから、いずれは地域の病院・診療所が次々と閉じていく可能性も考えられます。そうした中、増え続けていく患者を誰がどのように診ていけばいいのでしょうか。

このように東京都の医療は危機的状況にあるのですが、診療報酬制度に代表される医療政策は「47都道府県の平均」で議論されがちです。〝全国一律〟の施策を取るので、「東京特有の問題」に目を向けてくれることは滅多《めった》にありません。

コロナ禍の真っ只中にも、それを痛感する出来事がありました。

デルタ株が猛威をふるった第5波が一段落した2021年秋、小池百合子・都知事と東京都医師会がワクチンの3回目接種について協議した際のことです。感染の広がり方が「まず人口密度の高い東京で感染拡大し、それが全国に波及する」というパターンであることは、すでに理論上も経験上も紛れもない事実となっていました。それを踏まえて小池知事と都医師会は「東京都が先手を打ってワクチン接種を始め、全国への波及を最小限に抑える」との方針を立て、「11月の早い時点から3回目接種を始めるべき」という意見で一致したのです。

ところが、厚生労働省は東京の先行接種を認めませんでした（3回目接種は12月1日から全国一斉に開始）。その理由を訊ねると、「日本全国で同時にスタートしないと平等ではない」との説明でした。地方から「東京だけ先行はおかしい」と批判されることを懸念したのかもしれませんが、東京の提案は地方にもメリットのある施策ですし、喫緊の課題でもあります。そんな事態に接しても〝全国一律〟を掲げるのかと、私は呆然としました。

私は歯に衣着せずにモノを言う性格なので誤解されがちですが、別に「東京だけ特別扱いせよ」と声高に主張するつもりはありません。しかしながら、日本全国に大きな地域差があるにもかかわらず「全国平均」「全国一律」で政策を決定すれば、実効性の乏しい対策しかできませんし、東京のみならず全国ほとんどの地域の課題を解決・解消できない結果にもなりかねません。

東京の問題は、当事者が声を上げて訴えなければ何も動きません。だからこそ身をもって「東京特有の問題」を知る東京都医師会がその議論を始め、都民の皆さんにも危機感を共有してもらう必要性を感じたのです。

行政頼みで「10年、20年先を見据えた対策」は実現しない

危機感を訴えるだけでなく、同時に「東京都の医療者だからこそ」の提案をしていくことも大切です。

コロナ禍では東京が最初に大きな痛みを味わったことは先に述べましたが、そうした現象は感染症に限った話ではありません。大規模災害が起きた時に、甚大な被害が出るのもやはり人口密度が高い大都市となるでしょう。

私はコロナによる医療崩壊を目《ま》の当たりにしてから、猪口《いのくち》正孝・副会長とともに1000～2000床規模の「臨時医療施設」の設置を提案してきました。感

染者の波は急激に立ち上がるため、波が起きてから慌てて病床を確保しようとしても絶対に間に合いません。ですから、パンデミックや大規模災害が発生した時のために、国や都が主体となって有事対応の医療施設を設置し、急増する感染者や負傷者、被災者を受け入れられるようにするのです。

もちろん平時においても施設を活用できなければ意味がありません。都全域から民間病院・診療所の医師や看護師を受け入れ、感染症対応や災害時の公衆衛生といった訓練を受ける施設にすれば、有事が発生した際には彼らが勤務する病院・診療所がパンデミックに立ち向かう拠点となれるでしょう。

国や都の幹部にも「素晴らしいアイデアだ」と評価されはしますが、行政は検討すらしてくれません。予算も人員もかかる計画なので簡単に実現しないことは理解していますが、日々の業務に忙殺される役人には10年先、20年先を見据えた政策を立案する余裕がないのでしょう。彼らは数年で異動しますから、〝有事が起きた時には責任を負う立場じゃない〟という役人特有の無責任さも感じます。

優秀な彼らは何か起きれば迅速に対処しますが、医療の問題は顕在化してからの対応では遅すぎるのです。人口構成や出生率、寿命の伸び率から考えれば、超高齢社会が到来することは何十年も前から予測できていたにもかかわらず、何ら効果的な対策を打たなかったことからもわかります。今頃になって少子化対策を始めていますが、〝時すでに遅し〟でしょう。

結局のところ将来の有事発生時に、現場で対応することになるのは我々医療者となります。当事者として、その時に備えるための提案をしていくべきなのです。

医療者側にも〝身を切る覚悟〟が問われている

そうした思いから新たに設置したのが「ＴＭＡ（Tokyo Medical Association）近未来医療会議」です。

会議では、東京の医療が危機的状態を迎えることを広く知ってもらうと同時に、それを回避するための方策も議論してきました。

東京だけでなく、日本全体で考えても「医療制度はこのままで大丈夫なのか」という疑念を抱かざるを得ない局面を迎えています。国民皆保険制度は、国民全員が加入し、低廉な窓口負担で、効果と安全性がエビデンスで確認された最良の医療を受けられるという世界に冠たる日本の制度ですが、現在の費用負担のあり方は、果たして公平で持続可能といえるのでしょうか。

少子高齢化が進むにつれて社会保障支出は増大し、現役世代の年金や医療など社会保障の負担は重くなる一方です。負担を軽減するのなら財源を別に求めなければなりません。世間から反発を受けるのは承知のうえですが、私としては「消費税増税」が必要だと考えています。社会保障の保険料は現役世代がほとんど負担しているのに対し、消費税は年齢に関係なく全世代が負担します。所得税や相続税などと異なり、脱税や租税回避が難しく、富裕層は消費額も大きいので納税額も大きくなります。その意味では非常に平等で公平な税ですから、検討する価値はあると考えています。

医療提供体制にも問題は山積しています。日本の医療の大きな特徴は「フリーアクセス」で、患者は診療所でも大病院でも望めば自由に受診できます。しかし、医療資源が逼迫《ひっぱく》している中での〝ドクターショッピング〟(同じ症状について複数の医療機関を次々と受診すること〟や〝コンビニ受診〟は、医療資源の浪費に他ならず、その陰で医療を受ける機会を奪われる人が出てきます。どこかで制限をする必要があるのではないでしょうか。

医療者側にも〝身を切る覚悟〟が求められます。医療機関の多くは民間経営ですが、その収入は診療報酬という国の制度によって守られています。そこに安住しようとする姿勢が少しでも見えれば、我々の提案は決して支持を得られません。

第2章で取り上げる「かかりつけ医」や「地域包括ケア」といったかたちで、従来の医療者の定義を超えた役割を担っていく必要があります。新型コロナウイルス感染症が「2類相当」から「5類」に切り替わったことにより、コロナ対応でもさらに積極的に関与していかなくてはなりません。

我々医療者は〝病気や怪我を治療する、患者の命を守る〟が第一の使命ですが、それに注力・集中するあまり、医療財政の現状や医療制度の仕組み、あるいは医療者が新たに果たすべき役割について、積極的に参画・提言することを避けてきたように思います。医師たちの間にも〝行政が決めることで、医師が口を挟む話ではない〟という意識が少なからずあったのかもしれません。しかし、その姿勢では問題は一向に解決しませんし、都民に対しても無責任だと考えます。

TMA近未来医療会議が提示する「近未来への希望」

そうした現在の医療が抱える諸問題について、それぞれを専門とする研究者の方を座長として迎え、現場の医師たちと議論をしながら、改革の方向性を見出すことがTMA近未来医療会議の目的です。

東京都医師会内部の議論で医療改革の提言をすれば、「医師会の利益を守るために、医療危機を煽《あお》っているのではないか」という声が上がるでしょう。そうした批判に耐えられる、客観的で公平・中立な議論をしなければなりません。

そこで東京都医師会の平川博之・副会長、黒瀬《くろせ》巌《いわお》・理事と会議のあり方について話し合い、議論すべきテーマを決めました。そのうえで会議全体の委員長や各テーマの座長は、優れた研究実績があり、ニュートラルな立場の学識経験者・有識者の方々に引き受けていただくことを大前提としました。

会議全体を取りまとめる委員長には、厚生労働省で政策統括官（社会保障担当）や年金局長などを歴任した香取照幸先生（上智大学総合人間科学部教授）にご就任いただきました。

さらに4クールに分けて議題を設定し、第1クールは「超少子高齢社会の国家財政と医療経済」をテーマとし、社会保障論や医療経済学を専門とする菅原《すがはら》琢磨《たくま》先生（法政大学経済学部教授）に座長をお願いしました。第2クールのテーマは「医療崩壊を防ぐ『かかりつけ医』と『地域包括ケア』」で、座長を香取委員長にご兼任いただき、第3クールは「コロナ対応で見えた『平時』と『有事』の医療」をテーマに和田耕治先生（日本公衆衛生協会理事）に座長を務めていただきました。第4クールは、「持続可能な医療保険制度と後期高齢者医療」をテーマに、社会保障や医療政策が専門の堀真奈美先生（東海大学健康学部教授）にお願いしました。さらに、会議には多くの学識経験者や公的医療機関の理事長に出席いただき、そこに都医師会や地区医師会の理事、会員の医師が加わりました。

他の組織を揶揄《やゆ》するつもりはありませんが、「最初から結論が決まっていて、ただお墨付きを得るためだけに開くような委員会」とは全く違います。誰もが遠慮なく意見を言い合い、時には都医師会への批判が飛び交う場面もありました。それでも会議のすべての参加者には、近未来の医療の理想の姿を見出していくという理念を共有していただいたと思います。

会議の成果は提言としてTMA近未来医療会議のホームページに掲載しましたが、その内容は医療や介護、保険、財政などの関係者だけでなく、都民の方々にも、そして日本全体にも影響が及びます。だからこそ多くの国民にも東京の医療の抱える問題を知ってもらいたいと考え、提言内容を嚙《か》み砕いた作品として本書を刊行しました。第1クールから第4クールまでの提言は、それぞれ第1章から第4章として座長の言葉で述べられています。

全員が幸福になるのが理想ですが、現実には誰もが少しずつ痛みを分け合って、どこかで妥協点を見出すことになります。そのためには全世代的な議論が必要です。東京の医療には多くの難問が待ち受けていますが、本書が多くの医療者と都民・国民に「近未来の医療への希望」を提示できれば幸いです。

第1章　「迫り来る危機」を正しく認識する

超少子高齢社会で「医療財政と提供体制」はどう変わるべきか

法政大学経済学部教授　菅原　琢磨（第1クール座長）

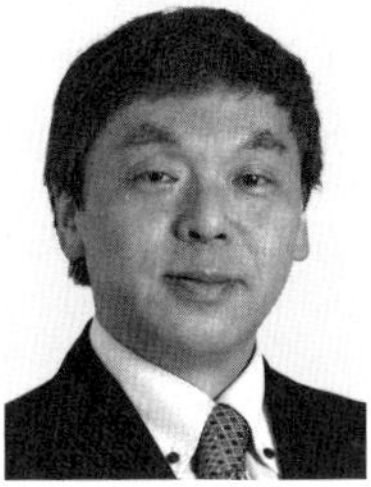

日本の医療費国民負担率は「高い」のか?

現役世代の方々には、毎月の給与明細で健康保険料や年金保険料の金額を見るたびにため息を漏らす方も多いことでしょう。日本の高齢化率は概ね3割に達し、世界最高水準になっていますから、国全体としてそれを支える社会保障の支出は増え続けています。ここ数十年の給与水準は伸びていないので、相対的な負担感が強くなっているのは紛れもない事実です。

しかし国際的に見た場合、とりわけ日本の国民負担率が高いのかというと、決してそうではありません。その中で、国民皆保険によって原則すべての人々への医療アクセスを実現しながら、非常に高い質の医療を提供している日本の医療サービスは、むしろ誇れるものといっていいでしょう。

医療を含む日本の社会保障給付費の規模は欧米の主要先進諸国と比較して、同水準またはそれ以下です。一方、日本の国民負担率は、経済規模に比べて、今なお国際的には低位に留まっています。「ＯＥＣＤ（経済協力開発機構）諸国にお

社会保障支出と国民負担率の国際比較

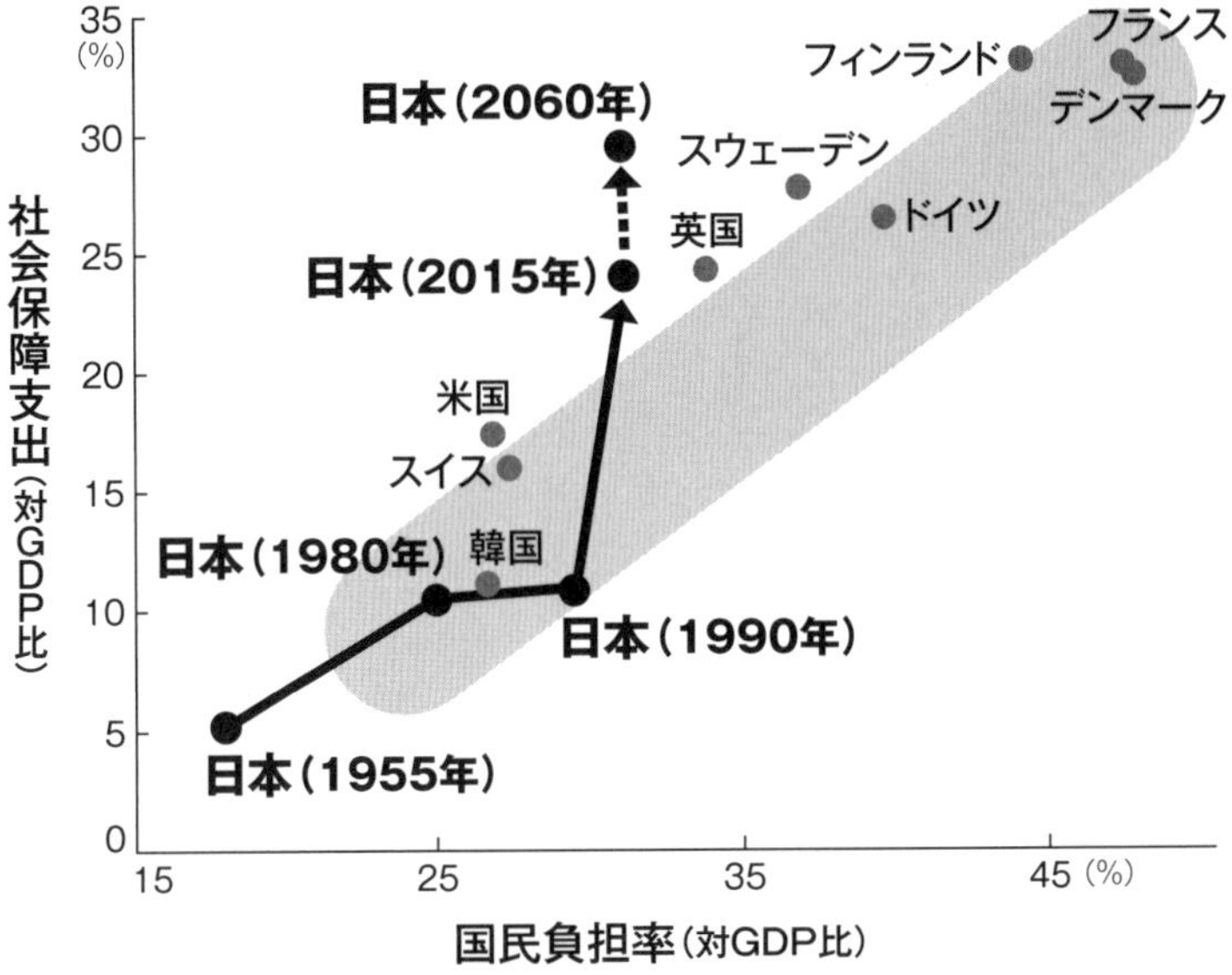

出典：国民負担率はOECD"National Accounts"、"Revenue Statistics"、内閣府「国民経済計算」など。社会保障支出はOECD"National Accounts"、内閣府「国民経済計算」。
日本の2060年度は、財政制度等審議会「我が国の財政に関する長期推計（改訂版）」（平成30年4月6日起草検討委員提出資料）より作成。

縦軸は政府による社会保障支出で、横軸は国民負担率。基本的に支出が増えるほど負担も高くなる。

負担の中心を担うのは現役世代なので、日本の場合は現役世代が多い1990年頃までは国民負担で社会保障を賄えたものの、その後の高齢化に伴って政府支出の割合が急増。一方で負担率はあまり変わっていない。今後も負担率を引き上げずに社会保障規模を維持しようとすれば、社会保障支出はさらに膨らんでいく。

ける社会保障支出と国民負担率の関係」を見れば、一目瞭然です。

縦軸が対GDP（国内総生産≒国民所得）比で見た「政府の社会保障支出」、横軸が対GDP比で見た「国民負担率」となります。国民負担（率）とは、国民の所得に対して、どれぐらいの割合で税金や社会保険料などを徴収しているのかを示す数字です。

OECD諸国のほとんどは右上に延びる〝天の川〟のような帯のエリアに集まっています。当然といえば当然ですが、「社会保障支出が増えるにしたがって、それに比例して国民負担率も高くなる」ということを表しています。

ところが表中で日本の位置を見ると、エリアの右上の端に位置する（支出も負担も高い）フランスやデンマーク、フィンランドなどの国々と比べて、社会保障支出も国民負担率も低い水準に留まっています。それでありながら実際には高い水準の医療があまねく提供されているわけです。

さらにいえば、1990年から2015年にかけて日本では社会保障支出が急上昇したにもかかわらず、国民負担率はほとんど変わっていません。その結果、日本は〝天の川〟エリアから若干ながら上方に外れて位置しており、「社会保障支出に対して国民負担率が相対的に低い」といえます。あくまで国際比較においてですが、〝社会保障の給付に見合った負担がなされていない〟という状況を示唆していることになります。

この背景として「負担のツケを将来世代に先送りしている」、あるいは「他分野に充当していた財源を社会保障分野に回して負担増を回避している」という状況が考えられるでしょう。

「GDPの範囲内」の考え方に対する疑問と懸念

「それならば社会保障支出を減らせばいいだろう」という意見があるのは事実です。たとえばこれまでにも財政当局を中心に、〝医療費の増加はGDPの伸びの範囲内に抑え込むべきだ〟との議論が行われたことがあります。「国の経済規模（財政）に見合った支出額にする」という考え方です。

しかしながら、医療のもたらす価値は多角的に評価する必要があります。国民皆保険のもと、比較的低廉な自己負担で医療へのアクセスを保障している日本の医療制度は、最重要の社会基盤です。仮にその基盤が景気動向に応じて揺らいでしまったら、国民は安心して生活ができなくなってしまうでしょう。また現在の診療報酬の仕組みの中では、患者に対する医療従事者の配置状況、医療機関の構造設備といった基準を満たしているかによって、医療の質を担保している側面があります。これらを満たすには継続的かつ固定的な費用がかかりますが、ＧＤＰの変動に応じてそれらを適宜変化させることは現実的ではありません。

「ＧＤＰに合わせて医療費総額を決める」というアプローチは、その考え方の前提として、医療の社会への貢献や、経済への価値提供を無視あるいは軽視しています。適切な医療制度がもたらす価値は、単に患者個人の利益に留まらず、社会経済活動への貢献、地域住民に対する安心感の供与など多岐にわたっているのです。

これらは通常、目に見えないのではっきりと意識されにくいものの、実態、実感として存在しています。しかし現在の診療報酬のもとでは、残念ながらこれら

国家財政を圧迫する「社会保障給付費」

国の歳出のうち、「年金」「医療」「福祉その他（介護関連費や児童手当など）」の支出を合算したものを「社会保障給付費（社会保障費）」と呼ぶ。高齢化の進行に伴い社会保障給付費は増加しており、一般会計歳出の約３分の１を占めている。

2022年度一般会計歳出（補正後）に占める社会保障費

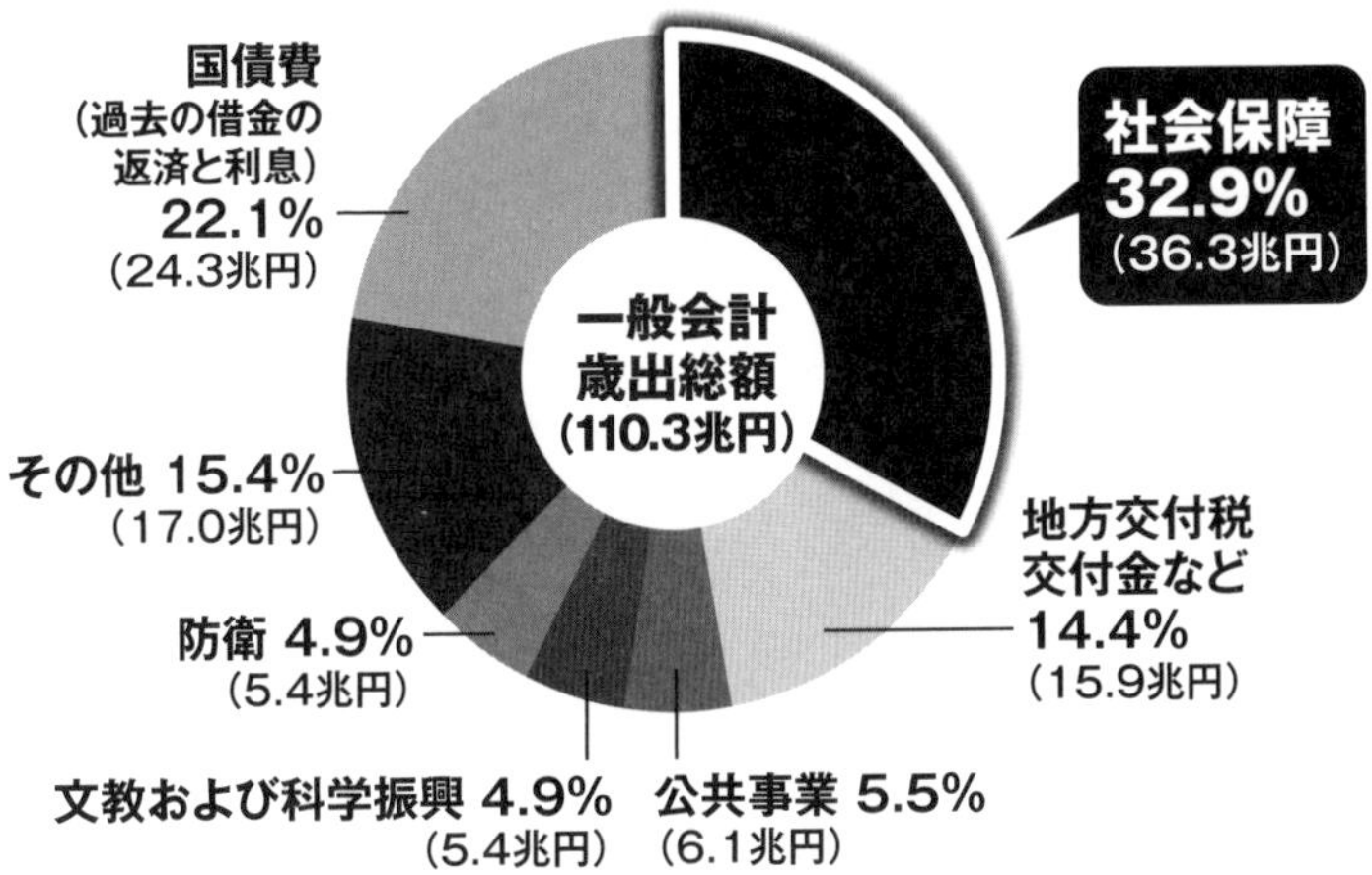

出典：財務省「日本の財政を考える」
https://www.mof.go.jp/zaisei/current-situation/index.html

の価値は十分評価されているとはいえません。人は今あるものの価値に気づきにくく、失って初めて気づくことが多いものです。現状でも医療のもたらす価値について十分な評価がなされていないこと、一定の配置基準などを満たすことで医療の質を担保していることを考えると、「医療費総額をＧＤＰの枠内に抑える」という考え方はやや乱暴で、慎重な姿勢を取らざるを得ません。

世界には「入院すれば莫大な額の医療費を請求される」「高度な医療を受けられるのは一部の富裕層だけ」といった国が少なくありません。一方、日本では病気や怪我など何かあった時に、経済状況に関係なく、誰でも「標準治療」を受けられます（標準治療については後ほど説明します）。それが保障されているからこそ、誰もが安心して働き、学校で学び、子供を育てることができます。ひいては健全な労働の担い手として社会経済活動を支えることになります。万一の際の医療費を過剰に心配する必要がないので消費行動を促し、経済の活性化にもつながります。さらに現在の社会保険制度は、所得に応じて保険料などが徴収されることから、大きな社会問題となっている経済格差を是正する効果もあるのです。

医療費とGDPの関係

国民医療費（一般会計）と対GDP比の推移

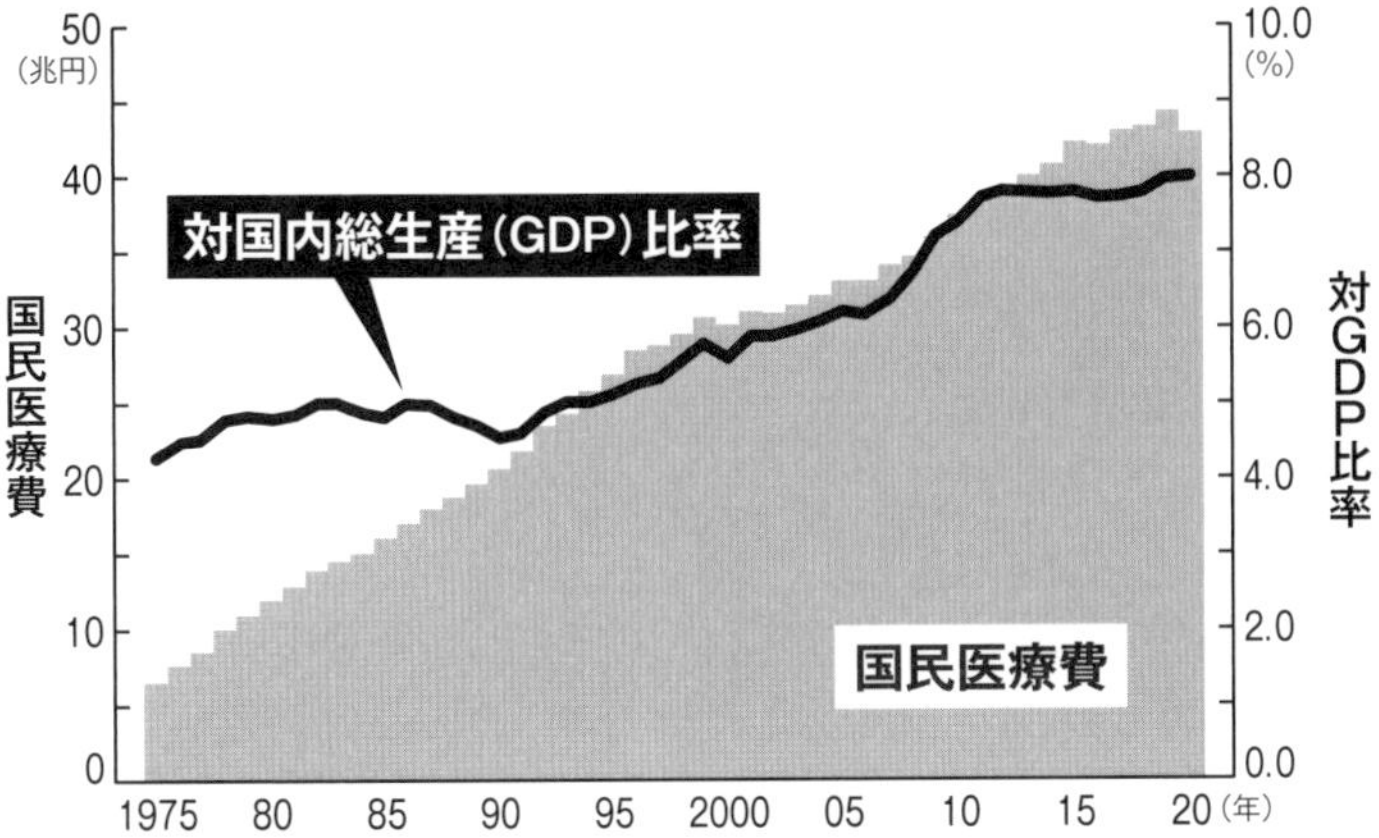

出典：厚生労働省「令和2（2020）年度 国民医療費の概況」

繰り返される「医療費をGDP比で抑え込む」議論

2000年代の初め、財務省は財政健全化の観点から「医療給付費の伸び率を経済成長率等のマクロ指標によって管理すべき」とする「伸び率管理」を提唱したが、「患者に過度な自己負担を求めるか、医療の質の低下を招く恐れがある」との反論が強く、立ち消えになった。

しかしその後も医療費の増加に比べてGDP成長が鈍化したことを受け、財務省の財政制度等審議会は2018年５月に公表した「新たな財政健全化計画等に関する建議」で、「長期にわたる人口減少を見据え、医療費や支える側の負担能力の変化に対応し、実効給付率を自動的に調整する観点が求められる」と提言。

このように経済指標に合わせて医療給付率を調整しようとする動きは、何度も繰り返されている。

医療費増大の要因は「高齢化」ではない?

日本では高齢化が進んでいますが、永久に続くわけではありません。人口構成要因による医療費の増大は2030年から2035年頃にピークに達し、その後は減少局面に入るという予測もあります。現実にはもう少し後になるかもしれませんが、医療費増大の要因である高齢者自身が寿命を迎えるので、結果的に医療費は頭打ちになっていくわけです。

しかし、東京都に関しては違います。今後も首都圏には人口の流入が続くと考えられ、医療費支出の増加が続くと見込まれています。一方で国民の所得の見通しは楽観できず、医療費負担増の実感はさらに強まるかもしれません。

もっとも、医療費の伸び率が国民所得の伸び率を上回ることは、日本に限った現象ではありません。世界の主要国でも、程度の差こそあれ医療費の対GDP比は増え続けています。

これまでの医療経済学の研究では、医療需要の所得弾力性は1以上とされ、これは「所得が1％増えると、医療需要は1％以上増える」という意味です。経済的に豊かになれば、人々はそれまでよりも高度で良質な医療サービスを求めます。それは極めて自然な現象です。医療費が増大していく要因には高齢化の影響もありますが、中長期的には「より質の高い医療を求める国民の意識」を背景にして、「技術革新」が進むことの影響のほうが大きいのです。

そうした現実があるわけですから、対GDPを基準として医療費総額の支出を定めてしまえば、提供する医療サービスの量だけでなく、質までも抑え込んでいくことになりかねません。人々にとってより有効な治療手段が誕生したのに、「財源がないから受けられない」というのは本末転倒です。「医療が社会にもたらす多面的な価値」も含めて考えれば、その方向性は正しいとはいえないでしょう。

「医療」と「年金」は似て非なるもの

同じ「社会保障費」のカテゴリーとして医療と同列に論じられがちな「年金」との違いにも触れておきましょう。

年金制度は国民年金法や厚生年金保険法の規定で、少なくとも5年に一度は財政状況や将来の見通しが更新され、この「財政検証」と呼ばれる作業によって年金額が調整されます。つまり国の財政状況や人口動態次第で支給額を変動させることが法律に則って定期的に行われているということです。近年は財政検証により年金支給額が調整されています。

年金は入り口も出口も「お金」ですから、本質的な問題は「いくら保険料を納めて、いくら年金として戻ってくるか」の金額の差し引きに収斂《しゅうれん》します。納めた保険料に対してインフレ率が調整された金額が戻ってくれれば、本来、個々の加入者は損したことにはなりません。

それでも世間で年金制度に不満が募る理由は、「老後の生活に困らない金額が給付される」ことが制度の前提であるかのように思われていた、もしくは政府が国民にそう思わせていたからです。ところが高齢化に伴って負担率が上昇する一方で、逆に給付額は伸び悩み、むしろ減少する見通しとなったことでその前提が崩れ、「年金だけでは老後の生活が成り立たない」ことが問題視されるようになったのです。

一方、医療費の場合は年金のような単純な話ではありません。医療費は健康保険料や税金、患者の自己負担という「お金」で賄われていますが、その〝リターン〟はお金ではなく「治療」や「薬」といった現物での給付となります。同じ条件のもとで保険料や税金を支払っているのに、医療サービスをほとんど受けない人もいれば、支払った保険料の何倍にも相当する治療を受ける人もいます。極論をいえば、医療を多く受ければ〝元を取る〟ことはできます。しかし「医療を受ける回数を増やす」ということは、素直に考えれば「たくさん病気や怪我をする」のと同じ意味ですから、いくら金銭的に得だからといってそれを望む人はいないでしょう。つまり、年金のような「損得勘定」だけで測ることができないのです。

その一方で、年金問題と共通した構図もあるのでさらに複雑です。医療費は年金と同様に、高齢者にかかる医療費を現役世代が負担する仕組みなので、現役世代は「自分もいずれ年を取って医療費がかかるようになるから」との前提で我慢して払っています。しかし少子高齢社会を迎え、現役世代の間には「自分が高齢者になった時に、現在の高齢者と同水準の医療サービスを受けられるのか」という懸念が広がっています。日本の経済状況がどうなるにせよ、医療技術は確実に進歩し、医療を受ける費用は上昇します。現役世代は「このままでは自分が高齢者になった時、（その時代の）最新医療を受けられないかもしれない」という不安を抱えるでしょう。さらにいえば、急激な少子化で将来的な「支え手」の減少が確実視される中、十分な医療提供体制が本当に残されているのか、といった不安も生じます。

これまでの診療報酬の改定では、完璧とはいえないまでも医療技術の進歩や診療内容の変化、患者の状態像などを精査し、質を担保しながら必要な医療が確保できるように一定の配慮がなされてきました。このような現行の診療報酬の制度下では、マクロの経済成長と連動させて医療費全体を一律に総枠で抑え込むということは、質・量確保の両面において、必要な医療提供を毀損《きそん》する可能性が高いといえます。

これは国民が最終的に「どの程度の医療を期待するか」という問題にも関わってきます。医療費の給付を減らすには、たとえば健康保険の適用範囲を狭めて、その枠を超える治療は自費にする、あるいは民間保険で賄うといった方法も考えられます。高額な割に効果が薄い、費用対効果の劣る薬や医療技術に関しては、保険を適用しないという判断もあり得るかもしれません。

日本では、新しい医療技術や新薬が登場した際に、有効性と安全性が確認されれば、基本的にはすべて健康保険を適用させることを原則としてきました。最近では、高額な新薬や医療技術が次々に登場しているため、それらすべての保険適用を今後も続けていくのか、疑問視する意見も散見されます。ただ、画期的な新薬によって、これまで何十年も薬剤費のかかっていた慢性疾患が完治するというケースもあるので、一概に高額であることを問題視するわけにはいきません。そもそも新薬の対象になる疾患の患者数が少なければ、医療費全体に与える影響は限定的です。

そうはいっても制度に限界が見えているのも事実ですから、国の経済力との兼ね合いで対GDP比で支出を抑制するという考え方の検討、議論は今後も続いていくでしょう。果たしてそれが日本で受け入れられるのかどうか、給付と負担の関係性については今後、国民的議論が待たれます。

「標準治療」についての誤解

米国や中国などでは、「高いお金を払った人が質の高い医療を受けるのが当たり前」というのが共通認識です。逆にいえば「お金がなければ最低限の医療すら受けられない」ということです。

しかし日本ではすべての人が健康保険に入り、高い保険料を払っている人も必ずしもそうでない人も医療へのアクセスが担保され、「標準治療」と呼ばれる医療サービスを受けることができます。

多くの方々が誤解していますが、日本において健康保険の適用対象となる「標準治療」とは、「最低限の医療」のことではありません。エビデンスで裏付けされた「現時点で最良にして安全と呼べる医療」です。健康保険が適用されない

「標準治療」の正しい理解

「標準治療」とは、多数の臨床試験の結果などで治療効果や安全性が確認され、現在利用できる治療法のうち、「医学的に最も推奨される治療」を意味する。「標準」という語感から誤解されやすいが、決して「平均的な治療」でも「最低限の治療」でもない。標準治療には健康保険が適用され、患者の自己負担は１～３割で済む。

「先進医療」とは、現在は開発段階にあり、治療効果や安全性を示すエビデンスが集まっていない新しい治療法。「先進」の響きから「標準治療より優れた治療法」と思われがちだが、そういう意味ではない。制度的にいえば「健康保険が適用されない治療」となる。

　ただし、現在の標準治療より優れていることが確認されれば「新たな標準治療」となり、健康保険も適用される。１年間の使用で約3500万円かかるとされたがん治療薬「ニボルマブ」（商品名オプジーボ）も、現在は治療効果と安全性が確認されたことで特定のがん治療では「標準治療」となっている。

「先端医療」というのは、生まれて間もない新しい医療技術で、標準治療より優れている可能性はもちろんありますが、その疾患に対して標準治療を上回る有効性があるのか、現時点ではまだはっきり確定していない、いわば〝試験的要素を持つ医療〟です。新しいから優れているとは限らないのです。

つまり、現時点で一定の有効性が確認されている最良の医療を、誰もが健康保険適用で受けられるのが、日本の医療制度の特筆すべき特長で、何よりも受診機会、治療内容やその成果について「平等性」「公平性」が重要な価値観として国民の間で共有されているといえます。

ですから、他の国と日本が異なるからといって、「日本の医療制度は悪い」ということではありません。日本人が医療における「平等性」「公平性」を大事にしてきたからこそ今の医療保険制度が築かれたともいえ、そこには非常に強い国民的コンセンサスがあるはずです。

国として医療制度の維持にどの程度の資源配分を行うべきかについては、単に財政面だけでなく、「平等性」「公平性」を尊重してきた日本人の「公正性」の価値観についても丁寧に評価、検討したうえで議論されるべきでしょう。

医療のデジタル化で無駄を省く

ＧＤＰ比による医療費支出総額の一律抑制というアプローチが適当でないとすれば、どのようなかたちで医療財政を整えていけばいいのでしょうか。制度を設計する側の立場でいえば、医療費という「出」を抑えられない以上、税金や保険料、自己負担額といった「入り」を増やすことが必要となってくることは仕方のないところです。

しかも財源が安定しなければ、提供する医療サービスにも波が出てしまいますから、持続可能性のある「入り」が求められてきます。当然、消費税をはじめとする税収源の増税の検討、あるいは保険料の値上げによって医療費財源を確保するという議論も避けられなくなってきます。

ただし、医療サービスが基本的には公的な社会保険制度のもとで運営されていることを考えれば、それに対する医療提供者側の一定の責任として、国民が納得できる医療費の適正化の方策も提示していく必要があります。

このテーマはＴＭＡ近未来医療会議の第２クール（本書第２章）で詳細に議論し、具体的な改善策を提言していますので、ここでは財政的な面に絞って検討していくことにします。

負担のあり方を検討するにあたっては、医療を提供する側が重複投薬や効果が明らかでない治療の適用など、無駄を省きつつサービスの水準を下げないことが前提となります。繰り返しになりますが、より効率的な医療を実現するための改善策を医療提供側から提示しなければ、負担増は広く国民に理解されません。

第一の改善策としては、これまで進展が思わしくなかった医療界のデジタル化対応を早急に行い、患者目線でメリットを実感できるよう、医療提供体制の効率化を推進することです。医師をはじめとする医療従事者は、保険診療において、その費用が公費（税金）や保険料によって賄われていることを常に意識し、適正に医療費が使われるように不断の努力を行う必要があります。

医療資源の無駄遣いを防止するには、患者情報の集約や一体的把握がポイントとなります。何の疾病でどこの病院の何科を受診し、どんな薬が処方されているかといった患者情報を効率的に得られれば、薬の重複処方を防ぎ、不必要な受診を減らすことになります。そのためには、マイナンバーカードや電子カルテを利用して医療情報を医療機関、医療従事者で共有することが重要です。オンライン資格確認の実現や、個人のＰＨＲ（患者の健康・医療・介護情報）の一元化を積極的に推進していくべきですし、医師・医療従事者は率先してデジタル化を進めると同時に、自らのデジタル・リテラシー向上にも尽力する必要があるでしょう。

もちろん、患者の健康・医療情報は最も適切に守られるべき重大な個人情報であることから、その取り扱いと管理には慎重な最大限の配慮がなされなくてはなりません。最近では、インフォームド・コンセントが標準化され、患者には自身の医療情報、診療情報が正確に提供されるようになっています。「ＰＨＲは患者本人のもの」という前提に立ち、その管理・利用を患者本人が主体的に捉えられるような社会意識の醸成と制度構築を図る必要もあるでしょう。

このような医療情報のデジタル化と共有化は、社会全体にも大きなメリットが期待できます。医療のデジタル化を進めると、膨大な医療情報が蓄積されていきます。これらの大規模データは、国民全体の大きな財産であり、それを適切な管理と手法のもとで利活用することは、より効率的かつ効果的な創薬、治療法の開発・改善にも結びつくと考えられます。

患者も「医療コスト」を学ぶ機会を

第二の改善策としては、「医療のもたらす価値」を広く国民に理解してもらうことです。医療行政や医療従事者はその努力を最大限に行わなくてはなりません。医療は人間が一生涯関わる基盤サービスです。ところが、生きていくうえで最も根源的、かつ不可欠なサービスであるにもかかわらず、その制度や適切な利用方法について日本では体系的な教育機会が整備されていません。「毎月の医療費はどれくらいですか？」と質問したら、多くの人が「窓口で支払った金額の合計」を答えるでしょう。しかし、病院の窓口で支払う自己負担額は比較的安価であっても、実際の医療費はその数倍もかかっているのです。それを誰が支えているのかを意識しないまま、医療サービスを受けている人は少なくありません。

その理由は、日本の医療制度の成り立ちや仕組みなどについて学ぶ機会が少ないからではないでしょうか。

日本では国民皆保険制度のもと、公費（税金）や保険料によって費用が賄われることや、年齢や所得水準による定率負担であることがあまり意識されていません。さらには健康保険が適用される医療サービスであれば、「高額療養費制度」によって年齢や所得などに応じて決められた一定額以上を自己負担しなくて済み、実際に発生している医療コストが患者本人に意識されにくい構造になっています。このような意識の希薄さが、「安いから診てもらえばいい」という思考を招き、安易な医療機関受診につながっている可能性は否定できません。

なぜ今のような医療制度ができあがってきたのか、そしてそれをどう利用すべきかを国民に広く知ってもらわなければ、適切とはいえない医療資源消費を減らすことはできません。学校教育現場においても、定期的に医療保険制度や医療提供体制の現状について学ぶ機会を設け、国民的理解と浸透を促す必要があるでしょう。医療を提供する側だけではなく、受診する側も医療保険制度を正しく理解することが、医療費の適正化や無駄のない医療サービス利用につながります。

医療従事者が受け取る診療報酬を規定した診療報酬点数表には、保険診療の医療機関への報酬という意味での費用が掲載されていますが、多くの国民にとって、現実にかかっている診療費用を意識する機会はそれほど多くないでしょう。病院の受付で支払う診察料、調剤薬局で支払う薬剤費の「自己負担分」しか意識していない現実を変えていかなくてはなりません。

医師は医療コストを教える〝先生〟でもある

第三に、医療従事者側が明確でわかりやすい医療コストの開示と説明を心掛けるなど、医療費に関する正しい情報を伝える努力も大切です。

診察内容や治療方針を丁寧に説明するだけでなく、「あなた（患者）の支払いは、なぜこの金額なのか」を伝えてはどうでしょうか。患者が医療費を最も意識するのがいつかといえば、「病院や薬局の窓口で財布を開けるタイミング」です。

その場で医療コストについて説得的に説明できるのは、医師や薬剤師でしょう。また、治療した医師（病院）から金額を説明されることによって、患者側も当事者意識を持って耳を傾け、考える機会となるはずです。行政や教育機関任せにするのではなく、医師をはじめとする医療提供者こそ「コストを説明する最適任者」という意識を持っていただきたいところです。

医師会や各病院が主催する「市民講座」などの活動も継続していく必要がありますが、実際の受講者は一部の健康志向の高い市民のみに留まっているように感じます。医療従事者は、より広範な人々へ正しい知識を伝えるため、地域の診療所が中心となって「通いの場」（趣味活動やスポーツ、ボランティア活動など、高齢者が集まる拠点）への出張健康教室、各種学校への出張講義、医療・介護サービスに関わる企業の初期研修への出講などを展開し、学ぶ機会を創出する活動を実施、支援することが望まれます。

講義内容についても、①医療保険制度や医療提供体制の現状と問題点、②緊急時の初期対応、ＡＥＤの使用方法についてなど、緊急時に対応できる民間人の育成、③抗生物質の不適切使用やワクチンへの過剰反応など、民間で流布されている誤った医学情報に対する注意喚起や正しい知識の啓発など、医師・医療従事者ならではの情報提供と教育に努めることが重要です。

患者に「先生」と呼ばれる医師たちは治療内容の説明だけでなく、適切な医療へのかかり方、そして医療費の適正化を啓発する場面でも〝先生〟とならねばなりません。

現役世代の負担感の解消を

適正化への努力を続けたうえで、必要な財源確保の方策については、現在の医療費負担の構成割合を慎重に検討しなければなりません。医療保険財政の主たる担い手（負担者）である現役世代の今後の急減、厳しい財政事情、平均的な国民の所得減少傾向、さらには予想される厳しい社会経済環境にも十分配慮する必要があります。

日本の高齢化率は概ね3割に達し、世界最高水準になっているにもかかわらず、医療を含む日本の社会保障費の国民負担率は、欧米の主要先進諸国と同水準、ないしはそれ以下であるということは冒頭で述べました。そのことは「客観的な事実」として認識しなくてはなりません。

国際的に見れば負担率が低いにもかかわらず、現役世代が強い負担感を感じているのは、ここ30年間所得が増えていない中で（実質的には約２割低下）、社会保障の負担が相対的に増えているという背景があります。少子化に歯止めがかからず、生産年齢人口が急減していく中で、高齢者は当面増えていきますから、負担増は続くことになるでしょう。30年前の現役世代に比べて、今の現役世代は、相対的に負担が重くなっていることは間違いありません。

30年前の日本では高齢者が少なく、現役世代が多い人口構成でした。社会保障は「積立方式」ではなく「賦課《ふか》方式」なので、その〝人口ボーナス〟によって、低い負担で充実した医療サービスを受けられました。その前提が当たり前であると思われてしまい、国民の医療に対する期待水準が高止まりしたまま、人口構成が逆転して〝人口オーナス（重荷）〟が発生し、負担が増してきたために、現役世代から不満が出やすい環境ができあがってしまったと考えられます。

期待水準が高いために、医療現場に大きな負荷がかかり、医療従事者は長時間労働が当たり前になり、職場がブラック化してきたという面も否定できません。

私は医師ではありませんが、このＴＭＡ近未来医療会議を通じて医療従事者の方々と議論を重ねる中で、医療現場の意識は高く、国民の健康をしっかり守りたいという強い意思をお持ちの方がとても多いと感じました。日本の医療水準を底上げしている現場の意識の高さを今後も維持していくには、どうすべきか考える必要があります。

現場の負荷を減らすには、まず人員を増やすという方策があります。しかし、それには人件費がかかります。医療技術は日進月歩で進化し、それを扱う技術を有する人材の確保には、当然のことながらお金がかかります。適切な施設・設備の更新・維持管理のほか、医療現場の厳格なリスク管理にも多くの費用が発生します。

質の向上を伴いながら、安定した医療を提供するためには、追加的あるいは新たな財源確保の道を探ることは避けられません。そして医療サービスの提供は不断で安定的でなければなりませんから、その財源確保でも同様に安定性が求められます。そうした条件を考えると、消費税など広範な税源の活用や増税の検討、健康保険料の値上げ、あるいは自己負担率の引き上げによって医療財源をカバーするという議論は避けられないでしょう。世界で最も高い水準で高齢化が進む日本で、医療費を含む社会保障給付費が増えていく流れは当面変えようがありません。現状のサービス提供やその維持に見合う必要な負担を国民に求めていない、もしくはその説明から逃げ続けてきたことこそが問題といえます。

「所得」だけでなく「資産」も基準に

ただし国民に負担を求めるにあたっては、その「思い」に寄り添って実行可能な提言をする必要があります。一律に税金や健康保険料、自己負担率を引き上げれば解決するというものではなく、むしろ国民の大きな反発を招きかねません。負担増に際しては世代間の公平性と財源としての安定性を重視しつつ、適切な財源とその構成のあり方を検討しなくてはなりません。

医療保険財政の主たる担い手である現役世代はこれから急減し、相対的に高齢世代が増加します。現行制度のままでは将来的な給付への不安を抱えながら現役世代の負担はますます大きくなり、制度の持続可能性が危うくなります。

では、誰がどう負担すべきでしょうか。

医療費は「保険料」「自己負担」「税金」の3つで賄われ、原則として保険料の多寡は所得ベースで規定されています。窓口での自己負担も、年齢によって負担率が1～3割と段階的に区切られていますが、原則1割負担の後期高齢者でも一定以上の所得があると2割、3割負担になります。つまり、保険料も自己負担も「所得」というフローを基準にする設計となっています。

それが「負担能力」に即して公平といえるのか、考えてみる必要があります。

所得を基準にすると、働いて給与を得る現役世代に比べて、年金生活のリタイア世代は制度上、医療費の負担が軽くなる傾向にあります。しかし資産ベースで見ると、若年層は圧倒的に貯蓄ができていません。一方で高齢者の中には年金収

「所得」だけでなく「資産」も基準にすると……

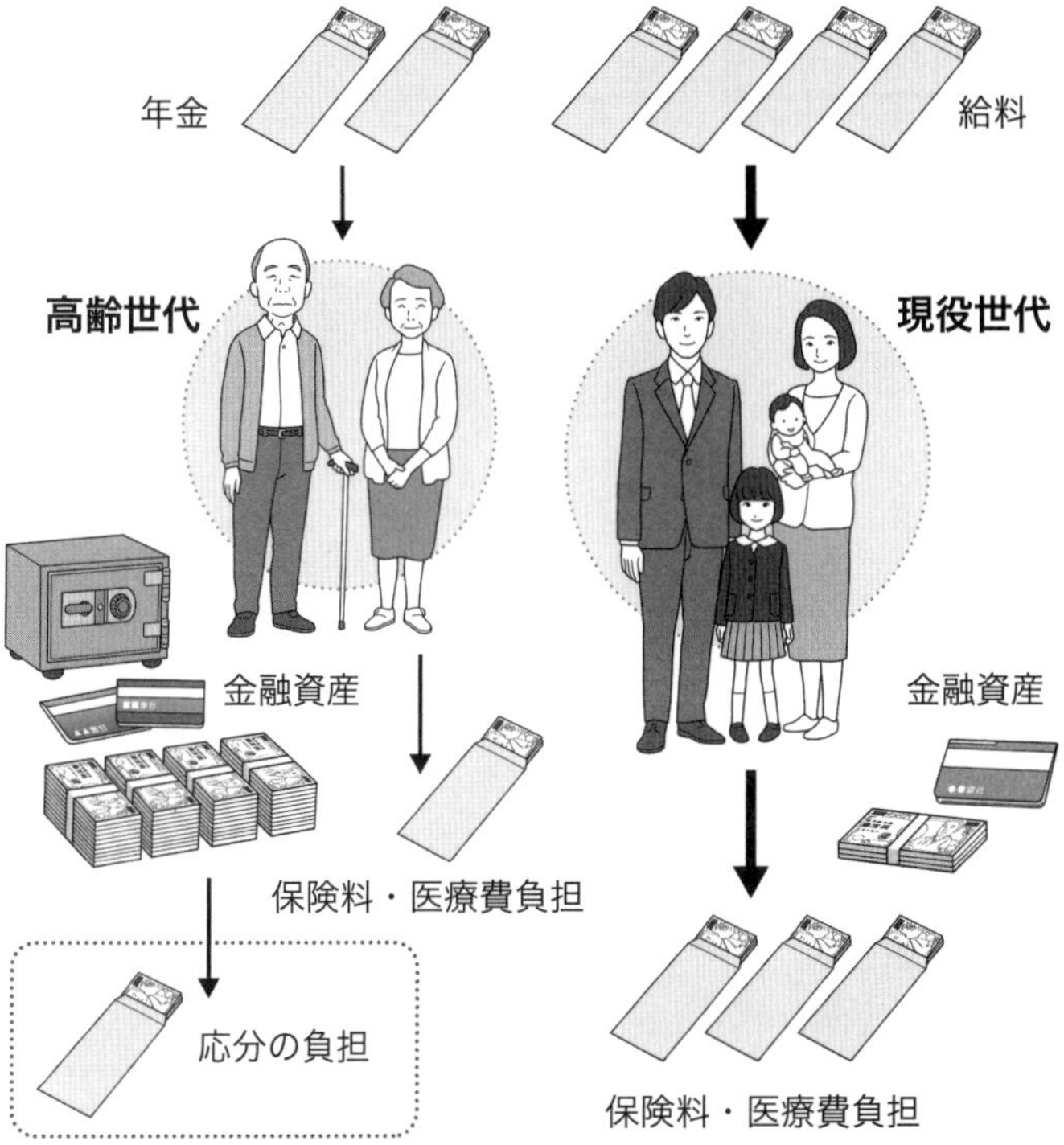

現行の医療費・保険料負担は「所得」を基準に算出されるため、給与所得がある現役世代の負担は大きくなる。ただし、高齢者の中には所得が少ないものの「金融資産」が潤沢な人もいる。そうした高齢世代の富裕層に応分の負担を求めることにより、制度の持続可能性は高まっていく。

入がなくても十分に生活できるだけの資産を有する人も一定数います。負担能力を所得だけで評価するのは、公平性という観点からも疑問を持たれる状況になりつつあります。

これまでは個人の資産を把握するのが難しいという技術的な制約があったために、所得で負担能力を評価してきたわけですが、マイナンバーカードの普及でより正確な個人資産の把握が可能となる社会インフラが整備されつつあります。現役世代に比べて相対的にはより多くの金融資産を有する高齢者が多いこと、高齢世代内での資産格差は若年世代よりも大きいことなどを考えれば、保有金融資産の負担能力への反映は検討の余地があると考えます。

現役世代が高齢世代を支える「賦課方式」も見直していく必要があるでしょう。今後の人口構造の変化が大きいので、従来のような「賦課方式」では制度の持続性を担保できなくなっていきます。これをなるべく同世代内でも支え合うかたちに変えれば、人口構造が変化してもその影響を受けにくくなります。人口が多い世代では医療需要が増加しますが、その分負担する人数が多くなり、逆もまた然《しか》りです。同じ時代を生きてきた同世代ですから社会的連帯感はより強いでしょう。少子化とともに進む世代間の連帯意識の希薄化の問題も軽減されますので、制度の安定性・持続可能性にはプラスとなります。

「年齢にかかわらず負担能力のある人に応分の負担をしてもらう」「極力、同じ世代内でも助け合う」という考え方をベースに、徐々に負担のあり方を変えていく必要があります。

高齢化対策を通じた活動の蓄積を「成長分野」に位置づける

日本ほどではないにしても、少子高齢化は総じて先進国共通の現象です。つまり予防、健康維持を含めた広義の医療・介護分野は、世界的に今後の需要が見込まれる「成長分野」といえるのです。日本は高齢化で〝世界の最先端〟を走っており、高齢者に対する医療・介護の社会的対応の経験が蓄積されていくことになります。その先行体験のアドバンテージをビジネスとして、あるいは他国への貢献の一環として〝輸出品〟に育てていくことができるかどうかが試されています。

日本の優れた技術、医療・介護サービスで旅行客を集める（医療ツーリズム）、あるいは日本の医療・介護サービスそのものを海外で展開する――そういった「医療とその周辺ビジネス」は、今はそれほど大きくはありませんが、今後、外貨獲得の重要な手段となる可能性を秘めています。

もちろんその取り組みは医療界だけの活動では実現は難しいでしょう。公的保険の枠組みの整理といった体制整備の必要性はもとより、行政や経済・産業界との対話を一層深め、従来の既成概念を超えた協力的な関係の構築に努めなければなりません。そうした活動が実を結べば、医療費の財源にヘルスケア関連産業がもたらす「海外経常収支」という4本目の柱が生まれるかもしれません。

日本はここ30年の間、経済成長は停滞していますが、高齢化率では世界でもトップクラスです。厳しい条件の中、「高齢化のトップランナーである日本が、医療提供体制をどう維持していくのか」は世界中から注目されています。日本の医療改革は世界のロールモデルとなり得ることを意識しながら、議論を進めていくことが大切です。

＊

医療費に限ったことではありませんが、「財政健全化」という課題の解決法は、「サービスを減らすか、負担を増やすか（あるいはその両方か）」の論争に嵌《は》まり、利害関係者の調整が難航し、結局は〝先送り〟という無責任な結果となることが少なくありません。かといって〝少子化が解消されればすべて解決するはずだ〟といった「今さら感」のある非現実的な議論では、やはり何の解決にも結びつきません。

そうした中、ＴＭＡ近未来医療会議では「医療資源の適正化と効率化」や「負担方法の最適化」、さらには「医療資源の輸出や海外展開」といったこれまでにない、踏み込んだ新たな提案も生まれました。現場に立つ方々、現場を知る方々が、逃げずに現実を直視して議論を交わした成果だと思います。

医師の視点から①

「医療費に関する医師会会員の意識調査アンケート」の注目点

共和堂医院院長／北区医師会会長　増田　幹生

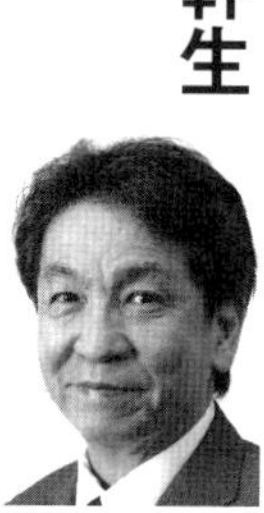

ＴＭＡ近未来医療会議の第１クールでは、医療・介護・年金・福祉などにかかる「社会保障給付費」や保険診療にかかる「国民医療費」に関して、東京都医師会会員に意識調査を実施しました。現場に立つ医師たちが「医療費」についてどのような問題意識を抱えているかは、第１クールの議論を進めていくうえで必要不可欠だからです。

回答数は１４０３で、年齢層は60代、50代、40代の順に多く、性別は男性が74％、女性が23％（回答の希望なしが3％）です。診療科としては最も多いのが内科、続いて小児科、眼科、耳鼻咽喉科の順となりました。

回答者の約8割は診療所または病院の院長、あるいは医療法人の理事長を務めています。つまり彼らは「最前線の臨床医」であり、かつ「医療機関の経営者」でもあるということです。各病院において「医療提供」と「医療費（経営）」の双方に責任を負う立場ですから、調査結果からは「開業医の実情」が浮かび上がってきます。

第1クールの議題に関わる結果をいくつかピックアップします。

まずは〈今後の医療費の増加に対して、主に患者負担の面をどう考えるか？〉という設問の回答です（グラフA）。

〈増加をある程度抑制し、患者等負担もある程度引き上げるべき〉が591人、〈医療費の増加はこのままでいいが、患者等負担を引き上げるべき〉が494人と、この2つで約8割を占めました。大半の医師が「医療費の増加が避けられない以上、患者側の負担増はやむを得ない」と考えているといえます。

続いて〈増大する医療費の負担をどのようなかたちで賄うべきか?〉を聞きました(グラフB。複数回答可)。

回答者の約6割(822人)が〈一定以上の収入がある高齢者・後期高齢者の窓口負担を引き上げる〉を選んでいます。それに次いで〈増税を含め、公費(税金)負担を増やす〉が406人、〈自己負担割合の決定について、所得だけでなく保有金融資産を勘案する〉が398人、〈収入に応じて支払われる保険料(率)を引き上げる〉が362人でした。

現在の制度では、単年度の所得で医療費負担が決まります。しかしながら、収入はなくても大きな金融資産を持っている高齢者もいれば、収入はあっても住宅ローンや子供の教育費などを抱えているために資産形成できない若い世代もいます。可処分財産や年齢、家族構成を含めて負担を考える必要があ

グラフA

今後の医療費の増加に対して、主に患者負担の面をどう考えるか?

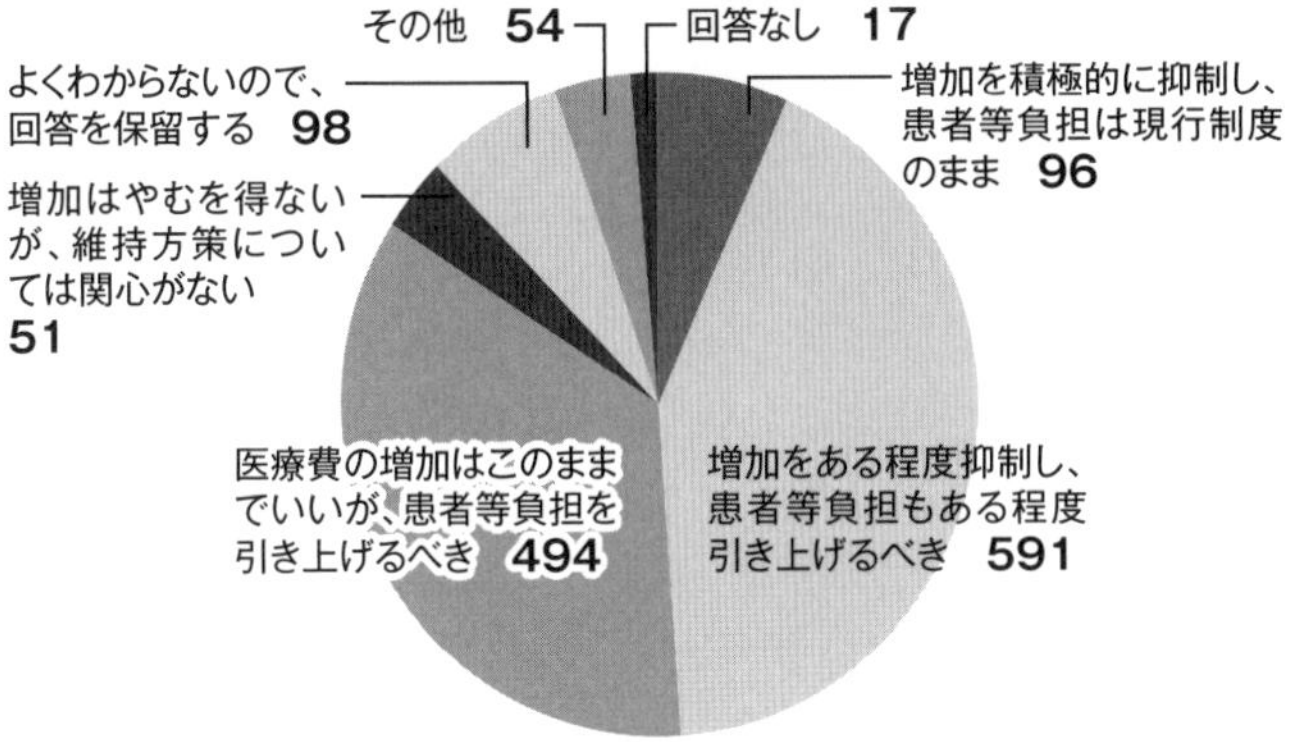

グラフB

増大する医療費の負担をどのようなかたちで賄うべきか?

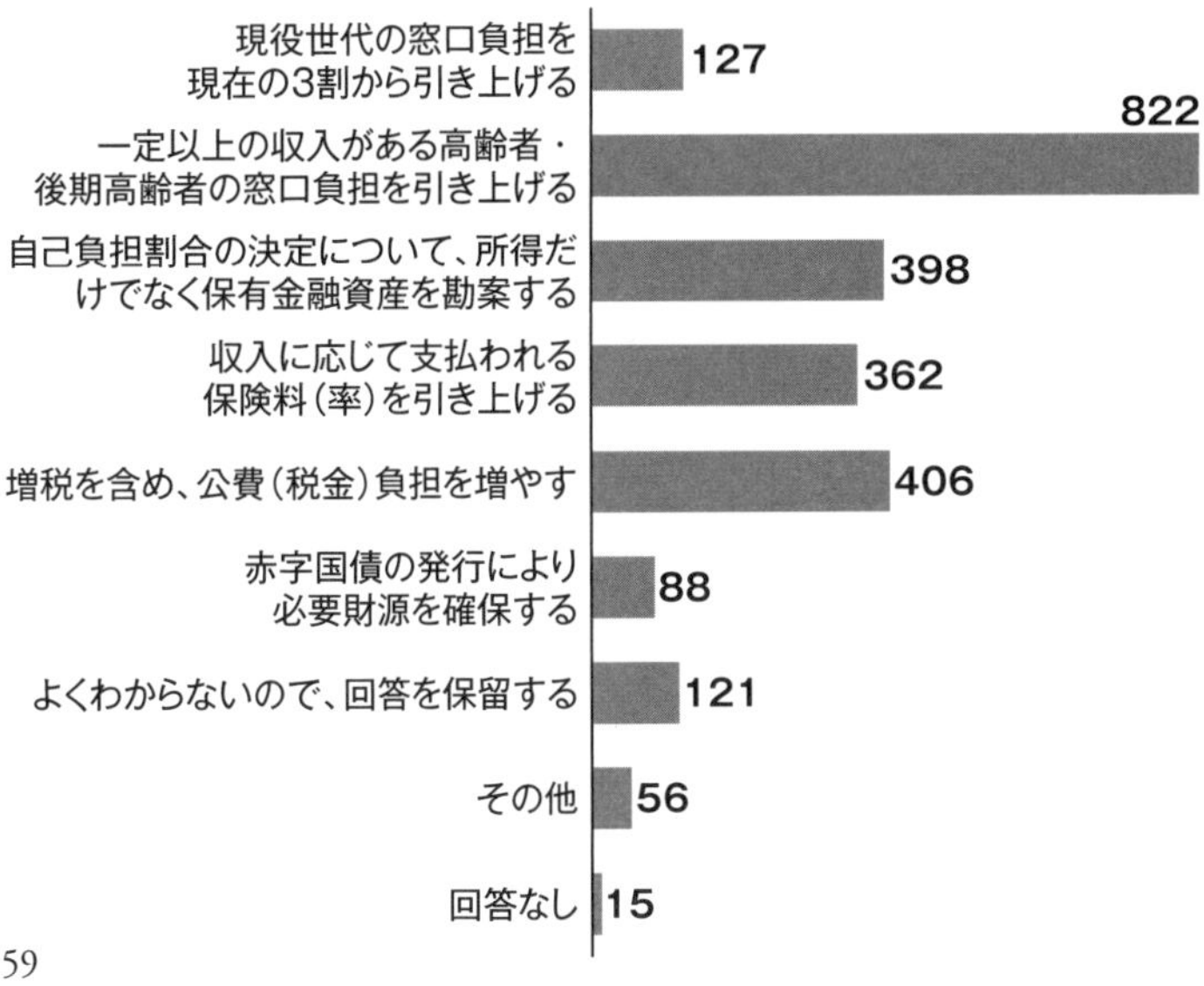

るとする意見が多いといえます。

〈医療費の適正化（節減）のために、医療界は何に取り組むべきか？〉の設問には、現場医師ならではの実感が表れていたといえるでしょう（グラフC。複数回答可）。

最も多かったのは〈検査・投薬情報の共有などによる、医療機関間の重複の排除〉で901人、次いでポリファーマシーの是正、AMR対策など、〈診療行為実施決定の際のより慎重な判断〉の794人でした。ポリファーマシーとは「害を伴う多剤併用」、AMRとは「薬剤耐性」のことです。

日常の診療の中で医師たちは、患者の〝ドクターショッピング〟による重複検査、重複受診で発生する多剤併用が起きていることを実感しています。〈診療現場において、患者に対する適正化の重要性の説明〉を537人が挙げていたことにも注目です。医師から患者への説明は医療行為に関する内容だけと思われがちですが、医療費の適正化についても理解を求めようという

グラフC

医療費の適正化(節減)のために、医療界は何に取り組むべきか?

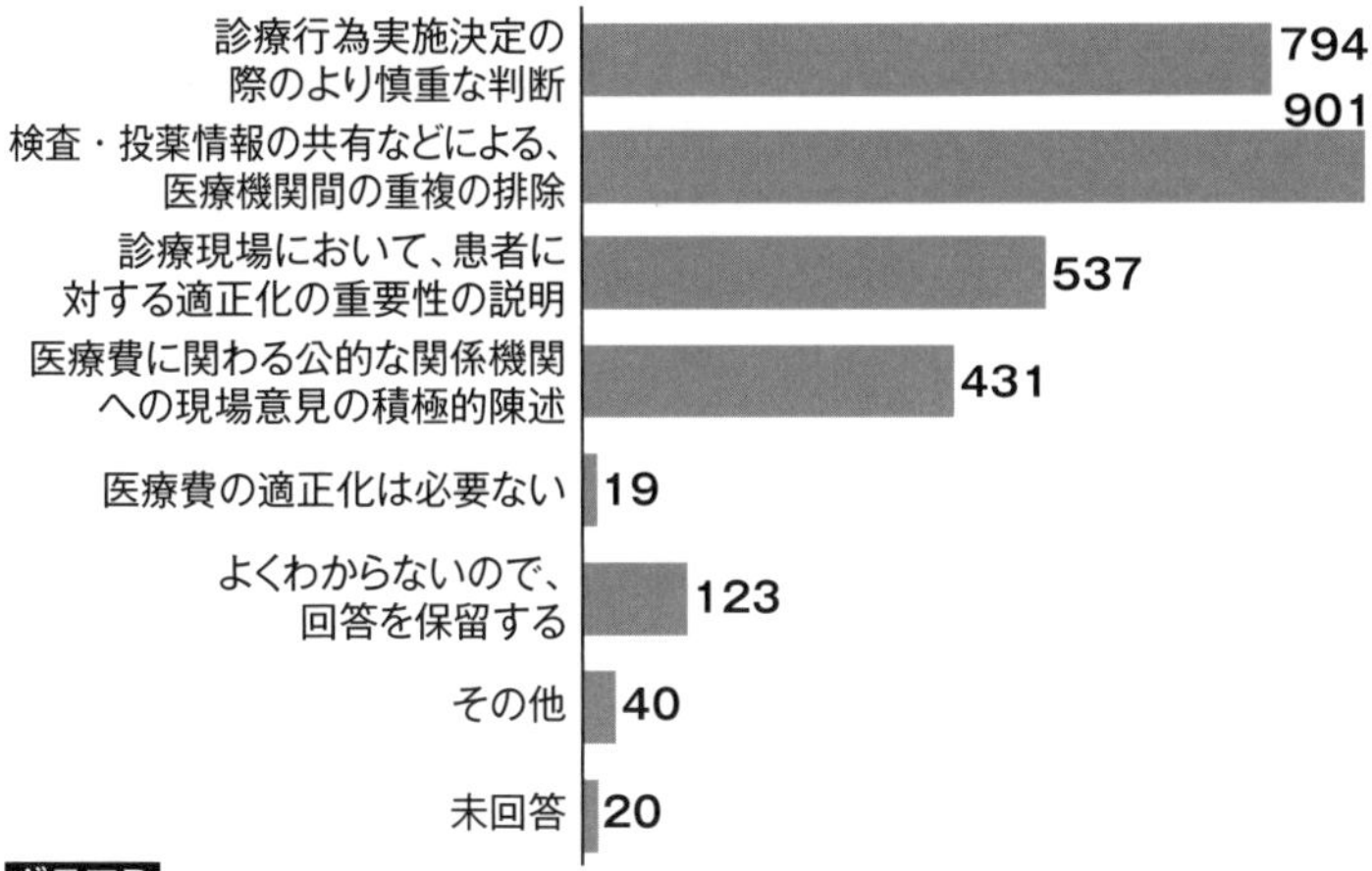

グラフD

「医療の価値」とはいかなるものと考えますか?

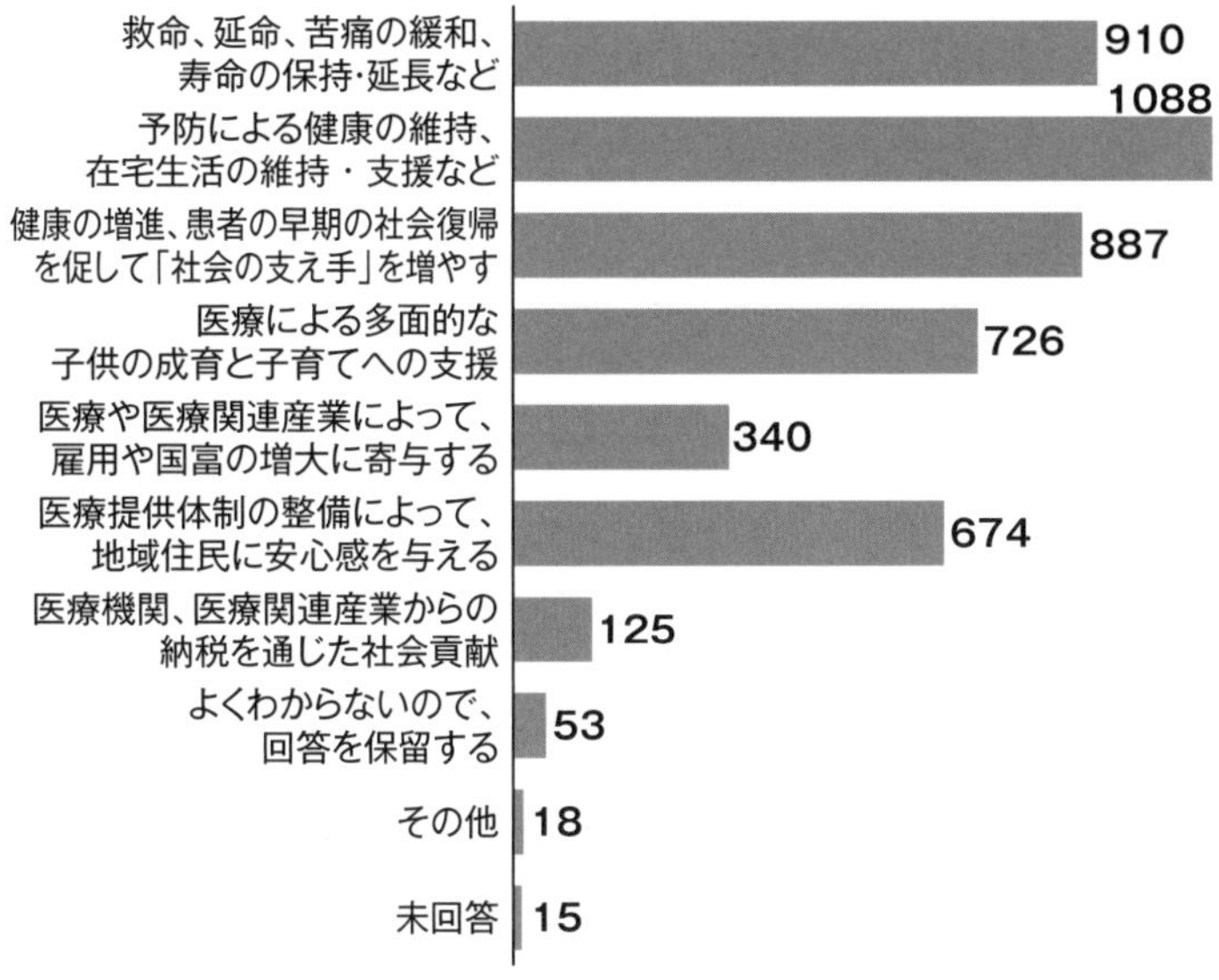

姿勢は、都医師会として大切にしていくべきだと思います。

〈「医療の価値」とはいかなるものと考えますか？〉の設問にも興味深い結果が出ました（グラフD。複数回答可）。

驚くことに〈予防による健康の維持、在宅生活の維持・支援など〉（1088人）が最多でした。従来から、あるいは一般的にも「医療の価値」と考えられてきた〈救命、延命、苦痛の緩和、寿命の保持・延長など〉（910人）を上回ったのが印象的です。さらに第3位の回答は〈健康の増進、患者の早期の社会復帰を促して「社会の支え手」を増やす〉（887人）でした。

次章（第2クール）では香取照幸先生が「治す医療」から、「治し、支える医療」への転換を提言されましたが、現場医師の間でもそうした意識と必要性が共有されているといえるでしょう。

※本稿では紙幅の関係で適宜、設問や回答の文章を要約しています。他の設問や回答を含むすべてのアンケート結果は「TMA近未来医療会議ホームページ」に掲載されています。

第2章　2040年に向けた解決策を探る

医療崩壊を回避する「かかりつけ医」と地域包括ケア

上智大学総合人間科学部教授　**香取　照幸**（第2クール座長）

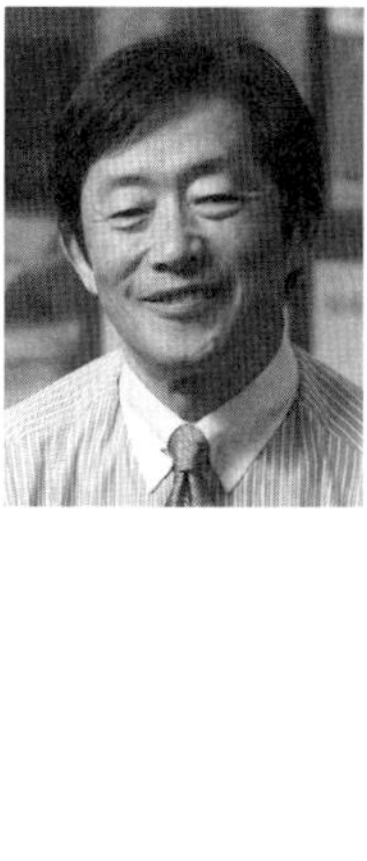

コロナ禍が示唆した20年後の医療崩壊

２０２０年に始まったコロナ禍は、日本の医療が抱えている課題を顕在化させました。時代の針を一気に20年くらい先に回してしまったようなものです。

中でも深刻さが露わになったのは、第５波以降に発生した「患者が病院で診てもらえない」という状況、いわゆる「医療崩壊」です。感染拡大への対応に苦慮する医療に対して、「日本は人口当たりの病床数が世界一なのに、なぜ医療崩壊が起きるのか」と、批判的に報じるメディアもありました。

「ベッドはあっても、感染症の患者を診る医師や看護師が足りないから」というのがその答えのひとつですが、他にも日本の医療提供体制に起因するいくつかの事情が絡み合っていました。たとえば「医療機関の連携が進まず、病床や医療従事者の機動的な運用ができなかった」「発症した患者の受診を制御できず、軽症や中等症の患者で病床が埋まってしまった」といった理由です。

ではなぜ、コロナ禍で起きた医療崩壊は「20年後の景色」となるのでしょうか。

その具体的な検証作業は第3章を担当する和田耕治先生にお任せしますが、本章では医療提供体制の構造上の問題を見ていくことにします。

先に一言でまとめるなら、新型コロナのパンデミックは「民間資本中心で発展してきた日本の医療提供体制の弱点」を露呈させたといえます。そして、この弱点を解消しないまま高齢化が進めば、平時であっても日本の医療は機能不全を起こす――ということなのです。

日本の高齢者人口の増加は2040年代半ば、後期高齢者人口の増加は2060年代後半まで続くと予測されています。今日すでに入院患者の7割は65歳以上で、その半数は75歳以上ですが、高齢者率はさらに上がっていきます。

近い将来、医療現場では要介護高齢者や基礎疾患を持つ患者（多くは複数の慢性疾患を有する患者）の急性期対応や、インフルエンザやコロナの他、さまざまな感染症への対応が常態化すると予想され、高齢患者が病床を埋め尽くす可能性があります。

我々がコロナ禍で直面したのは、20年後に起きる「超高齢化した東京都の医療の姿」といえます。地方によってはすでに高齢者増がピークアウトして減少に向かっているような地域もありますが、人口の流入が続く東京都では高齢者増がその先も続き、医療提供体制が今のままなら、コロナ禍で起きた「医療崩壊」と同じ事態が起きてしまうのです。

民間病院経営の弱点が露呈

問題点を検証する前に、日本の医療提供体制について整理しておきましょう。

日本の医療提供体制は「自由開業・自由標榜制」のもと、独立採算の中小民間病院を中心に発展してきました。現在は医療法人化されているような大きな総合病院も、最初は町の小さな医院でスタートし、金融機関から融資を受けて病床を拡充し、医師や看護師など医療従事者の雇用を増やしながら大きくなったケースが多いのです。つまり成長・発展の流れは一般企業と同じで、各病院の〝企業努力〟によるところが大きいといえます。医療は公共性が極めて高い社会インフラですが、それを支える医療機関は国のお金ではなく、民間の資金で築かれてきたのです。

そのため設備投資や人的資源配置も個々の判断で行われ、医療機関はそれぞれが独自の判断で「内科」や「外科」といった診療科を設置しています。当然、病院があるエリアの顧客（患者）ニーズによって設置判断をしますから、近隣の病院同士で同じ診療科が置かれることが当たり前になります。

東京都の場合、都心部には特定機能病院（高度な検査機器を備え、専門的な治療が可能な医療機関）が集中し、都西部や多摩地区には慢性期患者（病状は比較的安定しているものの、長期の治療が必要な患者）の病院が集中するといった偏在が起きています。

近年、小児科や産婦人科の不足が指摘されていますが、いっこうに改善される気配はありません。その理由は、少子化で将来的には小児科や産婦人科の需要が先細りするのが明らかだからです。自由市場における民間経営であるがゆえに、需要を先取りして診療科の転換が進んでしまうのです。また、相互に競合・競争関係にあるため、医療機関相互での連携にも消極的になりがちです。

後ほど説明するイギリスなどが典型ですが、諸外国には「病院は公的機関」で「医師や看護師などの職員は公務員」という医療制度を敷く国が多くあります。こうした国々では、新型コロナの重症者が多数発生した際に、それまで入院していた一般患者を他の病院や自宅に移して病棟を丸ごとコロナ病棟とし、感染症専門の医師や看護師を他の病院からも集めて対応するといった機動的な運用がなされました（その半面、病院を強制的に退院させられた結果、コロナ以外の疾病で命を落とした患者もいました）。

一方、日本では患者の「病院選択の自由（フリーアクセス）」が大きく認められた医療保険制度のもとで、患者の流れ（医療需要の振り分け）をコントロールできませんでした。新型コロナは2類相当感染症ですから、発症患者は保健所の管理下に入り、原則入院になります。流行当初は保健所が感染・発症者の受診・療養を差配しましたが、感染者が激増すると破綻し、自宅療養に移行せざるを得なくなり、個々の医療機関が往診や発熱外来を設置して対応するかたちとなりました。そしてそのキャパシティも超えると、軽症にもかかわらず救急車を呼んで受診しようとする人まで現れてしまったのです。

日本の医療提供体制は、フリーアクセスを前提とした国民の医療ニーズをカバーする仕組みとして形成されてきたもので、国民が選択した結果ともいえます。ですが、地域で最適に医療資源を分配するという視点がない非効率な医療提供体制は、コロナ禍のように局所的な負荷が生じると、いとも簡単に崩壊してしまったのです。

２０４０年の医療を展望すれば、限られた人的・物的資源で医療需要をカバーする必要があります。そのためには医療提供体制の効率化・最適化は不可避でしょう。超少子高齢社会への移行による疾病構造の変化（患者像・医療需要の変化）に合わせた病院の機能分化と連携、思い切った医療資源の再分配（選択と集中）、そして後述する「かかりつけ医」機能をはじめとする在宅医療・地域医療の強化を進めなければ、東京は再び医療崩壊の危機を迎えることになります。

在宅・地域医療の弱さが招いた医療崩壊

内閣官房が主催する「全世代型社会保障構築会議」の中間整理（2022年5月17日）でも指摘されているように、コロナ禍では在宅医療・地域医療の弱さが病院への大きな負荷になって医療崩壊の危機を招きました。

当初は感染者を病院で隔離・治療していましたが、感染者が増加するとホテルでの隔離・療養となりました。それも限界を超えると自宅で隔離・療養する態勢になりましたが、自宅療養者に対する医療提供は混乱を極めました。彼らを誰が診るのか、糖尿病や心臓病など別の疾患がある患者はどうすればいいのか、往診は公費の扱いになるのか……など、規定されていないことばかりが同時多発的に起きたからです。

高齢化の進行に伴って医療需要が伸びていく一方で、医療資源は人的にも物的にも有限です。今後、在宅医療や地域医療が機能しなければ、病院の負担はますます大きくなっていくでしょう。増え続ける高齢の慢性疾患の患者をすべて病院で受け入れていけば、確実にオーバーフローします。ならば病床も人員も増やせばいいかというと、高齢者の増加はいずれピークを迎え減少局面に入ります。投資を回収できる見込みがなければ、民間経営の病院は安易に増床や職員の増員はできません。

そこで「必要なニーズにどうやって応えていくか」という視点に立ち、今ある医療資源を効率的に組み立てていく必要があります。

「治す医療」から「治し、支える医療」へ

医療提供体制の効率化に際しては、「これからの医療の果たすべき役割」も考えなくてはなりません。

超高齢社会での医療では「治す」だけではなく、「支える」ことも重要になってきます。生活の質（クオリティ・オブ・ライフ）を重視した医療、言い換えれば「日常生活の中の医療」が求められてくるのです。

多くの人々は、可能であれば最期まで住み慣れた地域・自宅で過ごすことを望

んでいます。在宅での診療に不安を感じる方もいますが、その最大の理由は在宅医療・地域医療がまだ十分に機能していないからでしょう。

「どこで最期を迎えたいですか?」と訊かれると、多くの人は「自宅」と答えます。病院のベッドで無機質な天井を見ながら人生を終えるより、自分の家で家族に看取られながら死にたいと思う気持ちは、ごく自然な感情です。そうした望みに、これまでの医療は応えられていなかったのです。将来の医療の姿を考えれば、可能な限り住み慣れた地域で完結できる医療提供体制の構築が重要になります。

病院に求められる機能も、「治す」に特化した高度医療を担う病院と、地域医療や在宅医療を診療所とともに担う「治し、支える」病院に分かれていくと考えられます。高齢世代は急性期病院に入院して治療を受けた後も完治はせず、慢性疾患として治療が続くことが多くあります。さらなる高齢化の進行、人口減少による過疎化の進行などの社会経済環境の変化を考えれば、在宅医療の重要性はますます高まり、患者の日常生活に近い場所で必要な医療を受けられるようにする環境が求められます。

オンライン診療の推進

診断治療技術の進歩、医療DX（デジタル・トランスフォーメーション＝デジタル技術によって、ビジネスや社会、生活のスタイルを変えること）の進展は、時間と場所を超えて医療を提供することを可能にしました。疾病の重さにもよりますが、患者が病院を受診して治療を受ける必要がなくなりつつあります。

たとえばイスラエルでは、コロナ検査で陽性と診断されて自宅療養になると、宅配便でオンライン診療キットが送られてきます。そこにはタブレット端末が入っていて、電源を入れるとオンラインで医師につながり、テレビ電話によって診察を受けられます。タブレットにはカメラや聴診器やパルスオキシメーターなどが接続されていて、患者は自分でカメラを喉の奥に向けて医師に映像を送り、聴診器を胸に当てて心音を送り、パルスオキシメーターで酸素飽和度のデータも送ります。そうしたかたちで、患者は自宅で医師の診断を受けることができ、１人の医師が診察できる患者も飛躍的に増えます。

コロナ禍の中では、日本でも長らく普及しなかったオンライン診療が東京都など都市圏で本格的に始まりました。こうした動きは加速させていかなければなりません。入院・外来・往診と並ぶ「第四の診療形態」として位置づけ、平時においても普及・定着を進めていく必要があります。限られた人的医療資源を効率的に活用するためには、患者側の協力も大事な要素でしょう。

「医療版のケアマネジャー」が求められている

慢性期の高齢患者を在宅で診るには、地域医療の体制（地域包括ケアシステム）を構築し、その分担・連携機能を整備することが不可欠になります。

患者が何らかの重い症状を発症した時に、まずかかりつけ医が診断し、症状に応じて適切な専門病院を紹介し、患者はそこで入院して治療を受けます。退院して在宅療養に移行したら、再びかかりつけ医が患者の状態を診ながら、必要なら介護サービスとも連携する。そうした流れが、切れ目なくスムーズに引き継がれていくということです。

「かかりつけ医」の参考になる「ケアマネジャー」の役割

ケアマネジャー（介護支援専門員）の最も重要な役割は、要介護者（要支援者）やその家族と相談し、その状況に応じて「介護サービス計画書（ケアプラン）」を作成すること。そのケアプランに基づいて市区町村や介護サービス事業者、あるいは要介護者の主治医との連絡や調整を担い、介護面全般についてサポートする。「かかりつけ医」には、個々の患者の健康状態を把握したうえで広くカバーする「医療版ケアマネジャー」としての役割が求められてくる。

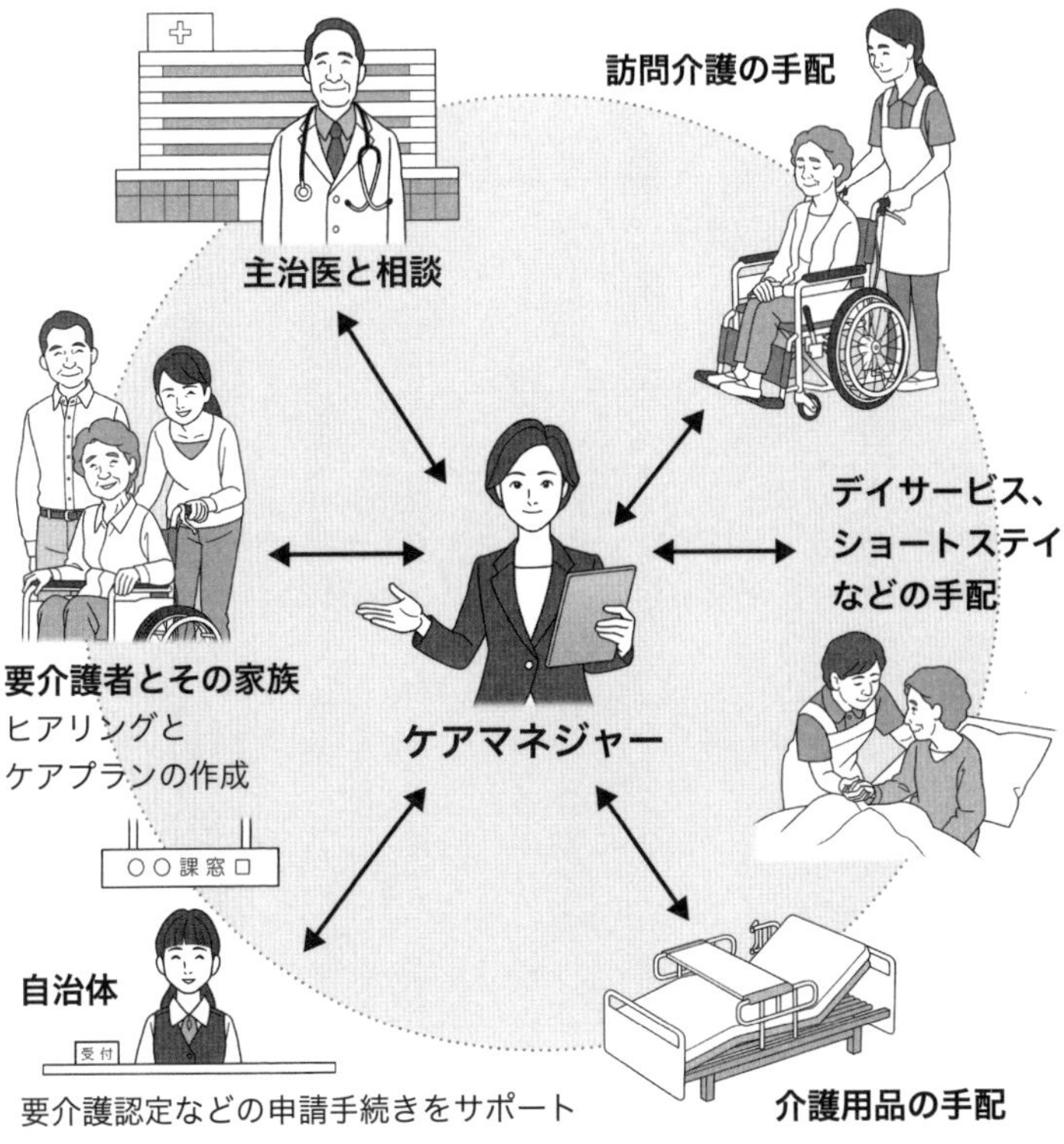

そのためには、医療や介護を提供する側の連携（病院と診療所、病院と病院、診療所と診療所、医療と介護の連携）が不可欠であり、各機関が役割分担して継続的支援を行えるシステムが地域に構築されていなければなりません。

そうした体制を整えるうえでモデルになるのが介護分野です。

介護の世界では、ケアマネジャー（介護支援専門員）がケアプランの作成のほか、デイサービスなどの紹介や役所への手続きのサポートなど、要介護者と関係機関・施設との調整役を担っています。

医療においても、患者やその家族に寄り添って継続的に関わり、必要に応じて入退院の支援・調整をする役割は重要になっていますが、ケアマネジャーのような機能・役割を担う存在は制度上で明確にされていません。

現在、65歳以上の高齢患者の約3分の1は、同一月内に複数の医療機関を受診しています。重複検査や重複受診、多剤投与は医療費の適正化という観点からだけでなく、患者に最適な医療を提供するという観点からも、改善すべき課題です。

患者・家族の立場に立って最適の医療が提供されるよう必要な調整を行う〝医療

版ケアマネジャー〟は地域医療を担う重要な機能となります。

さらにいえば、患者は医療の周縁に多様なニーズ（介護、生活支援、栄養管理など）を抱えています。医療のみで患者の生活を支えることは困難で、介護サービスなどと連動していく必要があります。包括的で継続的な切れ目のないサービスは、医療の枠を超えて提供されなければ効果を発揮しません。

地域包括ケアシステムとは、医療や介護の制度の壁を越え、横串でつないでいくための仕組みです。そこにおいて医療は最も重要な構成要素であり、多職種連携の中心に位置します。患者に対する総合的なケアをコントロールする役割を担うのは、やはり「かかりつけ医」ということになるでしょう。

医療従事者にも「働き方改革」が必要

地域包括ケアシステムの構築は、医療・介護従事者の負担軽減にもつながります。

これまで日本の医療の歴史においては、増大する医療ニーズを最小限の設備・

マンパワーで、かつ民間の医療機関が中心となって引き受けてきました。それにより、医師・医療スタッフの慢性的過重労働という問題が起きています。

医師1人当たりの入院担当患者数は、アメリカの1・1人に対して日本は5・5人です。年間の医師1人当たりの外来延べ患者数は、アメリカの約1500人に対して日本は約5300人です。勤務医の長時間労働は常態化しており、働き方改革が大きなテーマになっています。

医療提供体制の改革とは、医療にかかる人的・物的資源を再配置・再分配することですが、それは医師・看護師をはじめとする医療従事者の働き方改革にもつながります。

訪問介護の世界では、「夜間巡回だけ」を担う専門サービスがあります。昼間の介護ヘルパーから「夜に容態が悪化する可能性がある」といった情報を受けて、連携して介護にあたるのです。在宅で訪問介護を受けている人で、夜間対応が必要な人は被介護者の約5％といわれます。そのため夜間専門のヘルパーは幅広いエリアで複数の介護施設と連携できるわけです。

「地域包括ケアシステム」のイメージ

「地域包括ケアシステム」は厚生労働省が描く今後の医療・介護のかたち。重度の要介護状態となっても住み慣れた地域で自分らしい暮らしを続けることができるよう、「住まい」「医療」「介護」「生活支援（介護予防）」が一体的に提供される仕組みで、団塊世代が75歳以上となる2025年の構築を目指している。

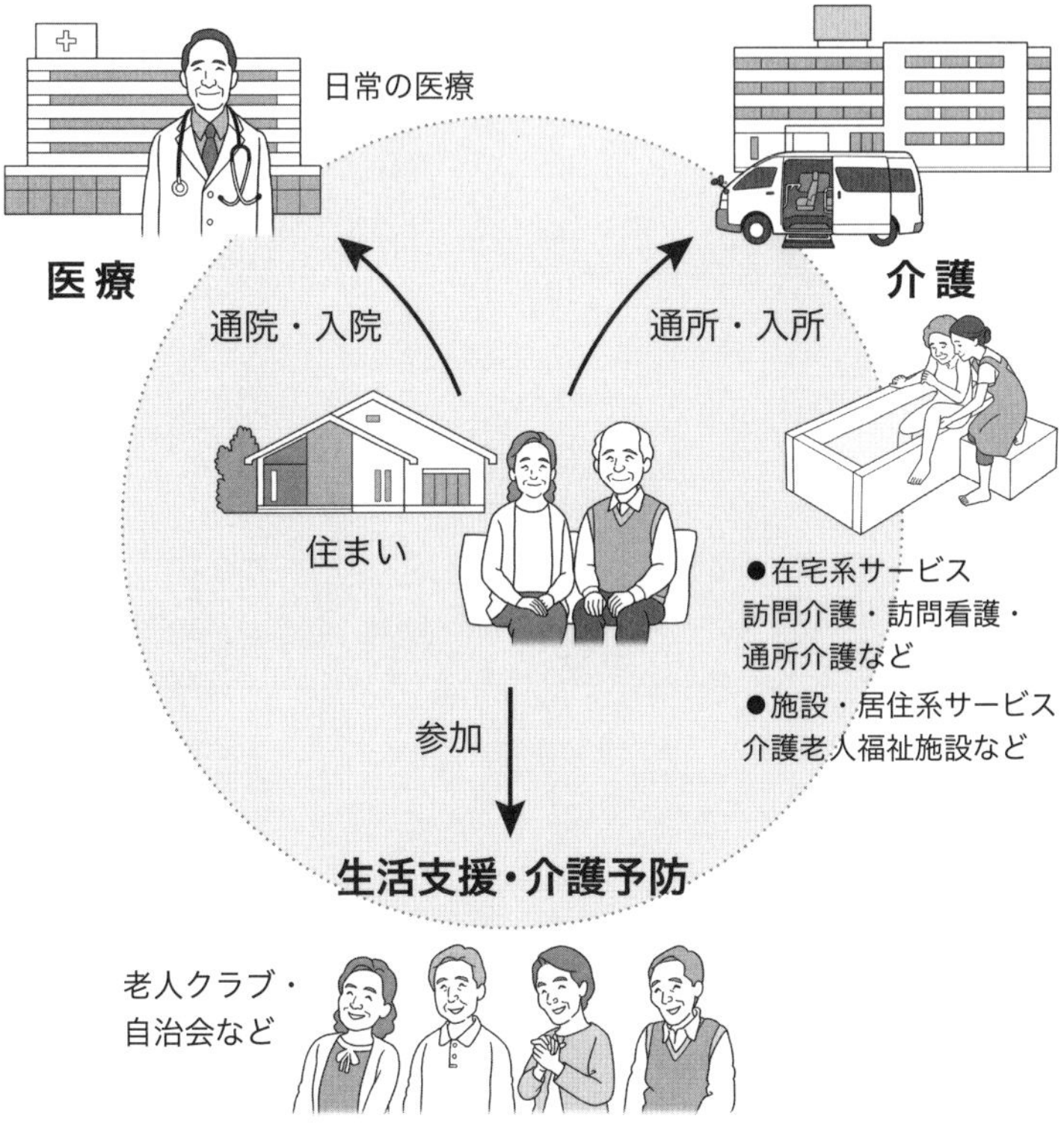

「医療」「介護」「生活支援」が概ね自宅から30分以内に提供できる日常生活圏（具体的には中学校区）を想定。

今回のコロナ禍への対応の中でも、夜間・休日の自宅療養者への対応で医療従事者が果たした役割は非常に大きかったと報告されています。一人暮らしの高齢者が夜間に発熱した際に不安になるのは当然で、医師や看護師が訪問して診るだけでも不安を解消する効果は非常に大きかったのです。

とはいえ、1人の「かかりつけ医」が昼間の診療をしながら、夜間・休日の自宅療養者への診療までこなすのは不可能です。コロナ禍においては、医療の世界でも夜間・休日に医師を派遣するサービスが登場し、メディアでも話題になりました。こうしたサービスなどと連携していくことで、かかりつけ医の負担を軽減することができます。

医療DXの積極的活用も含め、医療提供体制の改革にあたっては、医療従事者の働き方改革という視点からも役割分担の見直しが必要です。1人の医師や看護師だけでなく「チームで患者を診る体制」ということです。医療従事者の負荷を軽減する方法をセットで考えなければ、「かかりつけ医」という仕組みはなかなか普及していかないでしょう。

繰り返しになりますが、限られた医療資源を効率化することが改革の要諦です。それによって医療費の最適化、費用対効果の最大化も進んでいくのです。

地域医療体制を築けない「東京問題」

人口1400万人を超える超大都会の東京には、他道府県にはない課題が存在します。大小含めて数多くの医療機関が存在し、最先端の医療技術も集まる東京ですが、それゆえに医療提供体制の改革を難しくしている側面があるのです。

都心部では行政区域をまたぐかたちで複数の大学病院や大規模病院が存在していますが、都民の受療行動の特徴として、急性期の受診は都心の大病院に集中し、慢性期に入ると都西部や多摩地区の医療機関に分散して受診する傾向があります。

83ページの図は、2025年における東京都の二次保健医療圏間（近隣の複数の区市町村で構成される保健医療上の区域。この単位で医療提供体制が計画される）の患者の流出入状況を予想したものですが、「急性期の都心部への集中、慢性期の都西部・多摩地区への分散」がはっきりと表れています。なお、図には示していませんが、東京に近い千葉や埼玉、神奈川の住民も「急性期は東京都心の病院」「慢性期になったら地元の病院」という行動をとっています。

個別疾病で見ても、がん患者の半数以上は二次保健医療圏を越境して入院しており、地域内である程度、受療行動が完結している地方とは際立った違いがあります。端的にいえば、現在の東京都の二次保健医療圏は、「地域包括ケアシステムに最も遠い状態」にあるのです。

東京都は全国平均を上回る医療機関数・病床数を抱えながら、地域医療との関わりがほとんどない「全国区の特定機能病院」が多く存在し、地域医療の資源としてカウントできない病床を多く抱える地域があります。こうした特定機能病院は、その地域の住民というより都内各地、さらには都外からやってくる患者で病床が占められているので、〝地域の病院〟とは呼べなくなっています。

医療資源が過剰に存在する地域がある一方で、都内には偏在による医療不足地域もあります。数多くの機能未分化の民間中小病院と診療所が競合している地域もあります。民間の医療機関を主体として自由開業・フリーアクセスを貫いた結

東京都の二次保健医療圏間における患者の流出入状況

（急性期・慢性期）

※2013年の受療動向を2025年の人口状況に当てはめて算出

急性期（病状の現れ始めで、容態が安定しない時期）には都西部から都心部の病院に向かう矢印（患者）が多く、慢性期（病状が安定し、体力の維持・回復に充てる時期）になると逆方向になる。二次保健医療圏内で医療が完結していない状況がわかる。

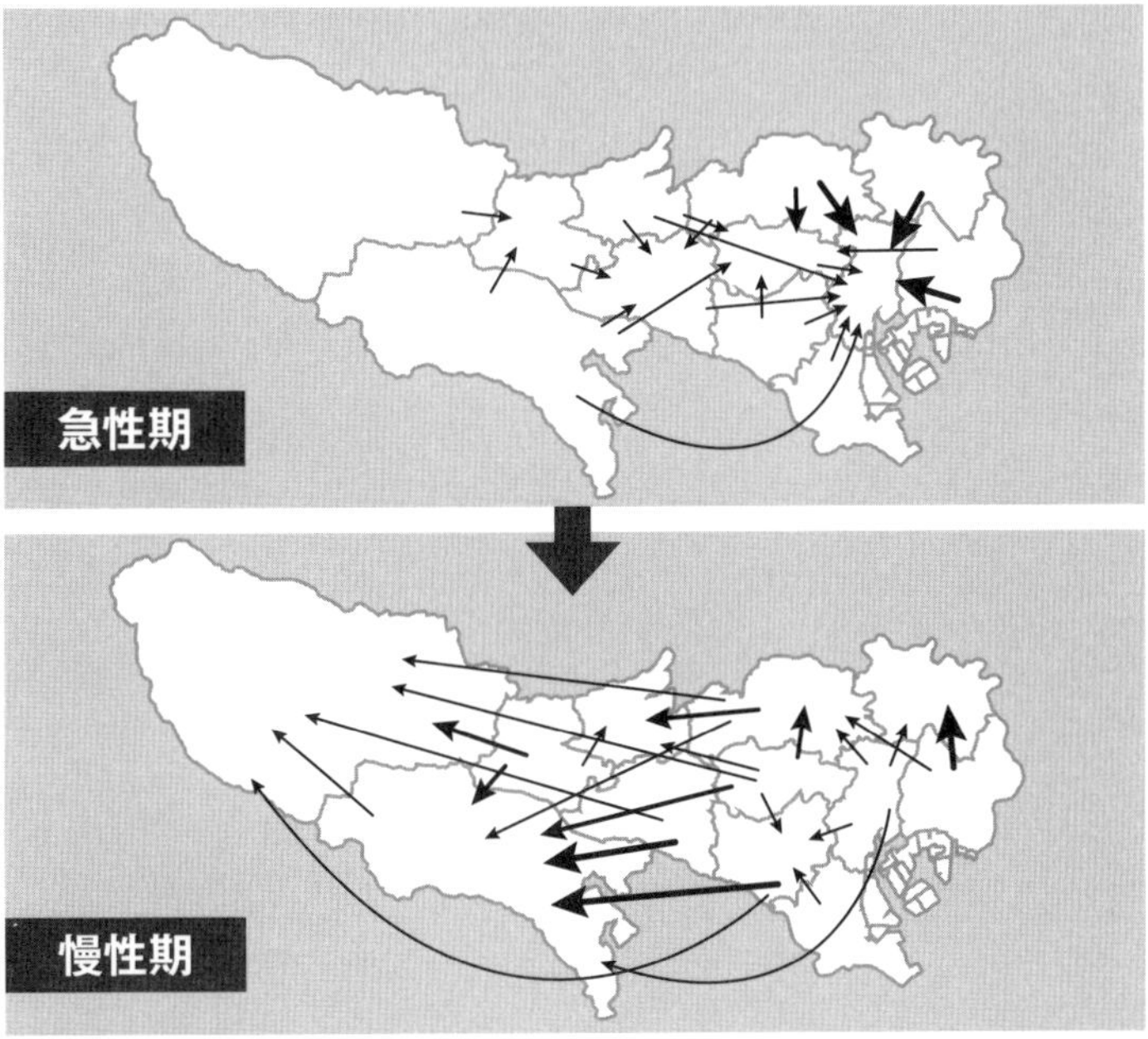

〈保健医療圏とは〉

都道府県が医療政策を立案するために設定された「一次〜三次」の保健医療圏。一次は原則として区市町村の単位。二次は複数の区市町村で構成され、救急医療を含めた一般の入院に関わる医療が完結するように設定された単位。三次は基本的に都道府県単位で、臓器移植など特殊な医療提供を前提とした設定。医師数や病床数などの計画は二次保健医療圏ごとに策定される。

果、こうした姿になっているのです。

「フリーアクセス」で浪費される医療資源

東京には多数の医療機関があり、大学病院であろうと専門病院であろうとよりどりみどりで、患者が希望すれば自由に受診できます。しかし、そうしたフリーアクセスのマイナス面にも目を向ける必要があります。

体調に異変を感じた時に「職場に近いから」という理由で、インターネットで検索した会社の近くの病院を受診する人は多いと思います。その場合、患者と医師は互いに初対面です。カルテもありませんから、医師は患者が過去にかかった病気も知らないし、普段の血圧や血糖値も知らないので、ゼロから問診や検査を始めることになります。もしも患者がその医師を気に入らなくて受診先を変えれば、またゼロからのスタートとなり、医療資源が浪費されていきます。

患者側のデメリットも考えられます。

たとえば腰痛を発症した時に多くの人は整形外科を受診すると思いますが、レ

東京で「地域完結型の医療」の構築が難しい理由

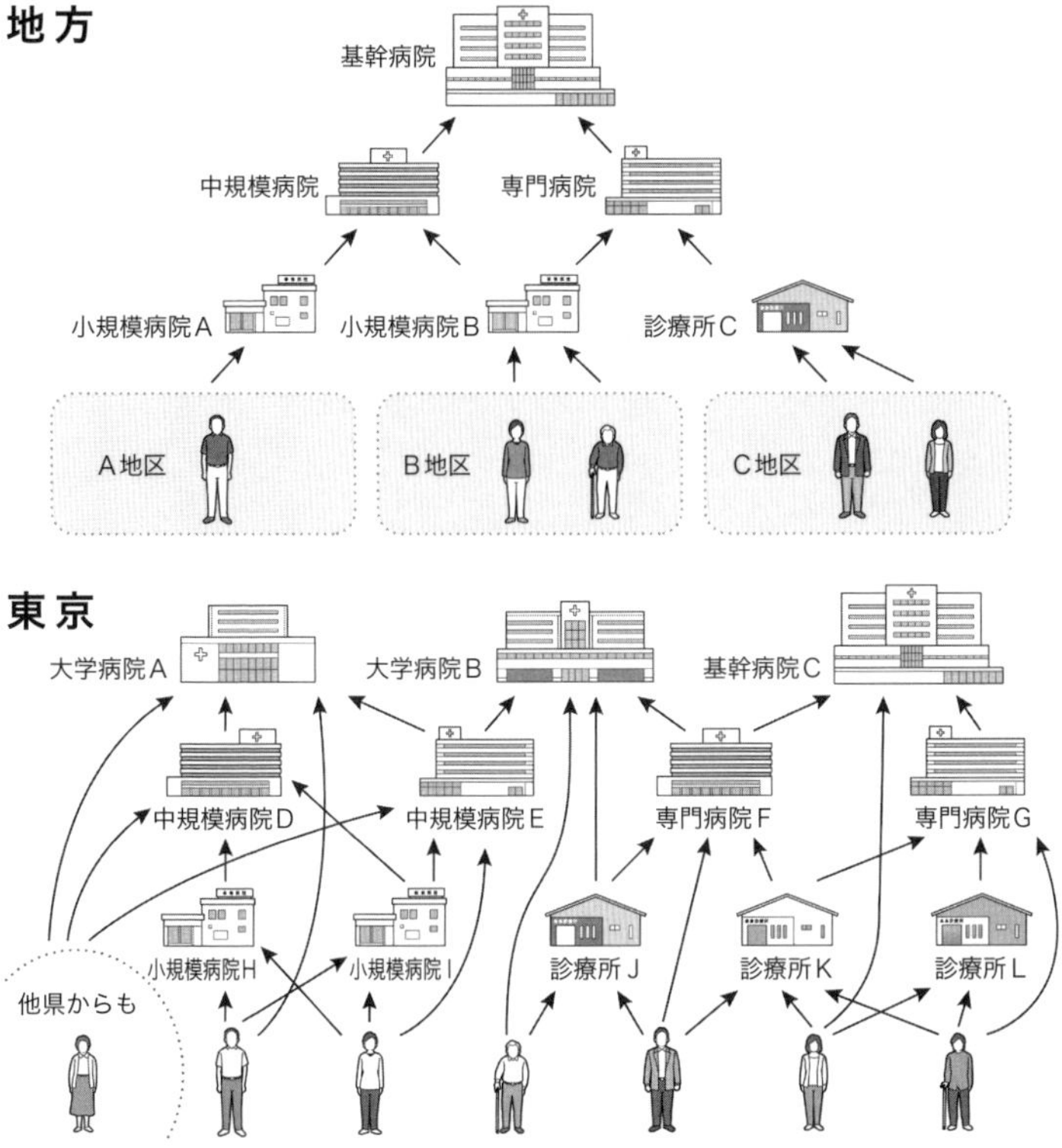

医療機関の選択肢が限られる地方では、患者はまず地元の病院・診療所を受診し、その医療機関で治療が難しい症状であれば都市部にある基幹病院などに転院する。東京では医療機関数が多いうえに、１人の患者が大小関係なく複数の医療機関を受診するケースも珍しくない。さらに近隣県からも患者が流入するため、地域完結型の医療提供体制の構築が困難になる。

ントゲン検査で異常が認められなければ、とりあえず鎮痛剤と湿布剤を処方して「様子を見ましょう」となるでしょう。それでも痛みが解消されなければ、「多くの診療科がある大病院なら、原因が判明するに違いない」と、別の病院に行く人もいます。

しかし、大病院であっても、それぞれの科にいる医師は内科や外科などの専門医なので、基本的に同じことの繰り返しです。大病院を受診しても、そこの整形外科でレントゲンを撮られ、「様子を見ましょう」と言われるパターンとなってしまいがちなのです。

腰痛はすい臓がんの初期症状でもあります。整形外科の医師でもすい臓がんを疑う人がいるかもしれませんが、本来は整形外科の領域ではありませんから、そういう医師に当たるかどうかは運次第です。腰痛以外にもさまざまな症状が出て、初めて内臓疾患であることに気づくわけですが、場合によってはすでに手遅れということもあり得ます。

先述したように、日本の医療保険制度におけるフリーアクセスは世界でも極めて珍しい制度です。国民（被保険者）は、何かの症状が出て自分が必要だと思った時に、自ら選択した医療機関に診療を求めることができ、医療機関は原則としてそれに応じる義務（応召義務）があるという仕組みです。

この制度のもとでは、自分に医療が必要かどうかを判断するのは患者自身で、どの診療科を選択するかを含め、医療機関への受診（初診）に関する判断は、すべて患者自身に委ねられています。言い換えれば、どの病院のどの診療科にかかるかを〝素人判断〟で決めているということです。また、制度的・構造的に患者の受療行動をコントロールする仕組みも用意されていません。大病院の選定療養費（紹介状なしで大病院を受診する場合の特別料金）のような経済的誘導はあるものの、これは「お金を払えば大病院で初診を受けられる」ということでもありますから、患者側の判断が優先されていることに変わりはありません。

医療機関へのかかりやすさ（ハードルの低さ）には、早期受診・疾病の早期発見につながるという利点があるのは確かです。その一方で、医療に関して素人である患者の側に十分なヘルス・リテラシーが形成されておらず、〝ドクターショッピング〟を制御できないという現実もあります。また、患者自身が「受診しよう」とアクションを起こさない限り医療は提供されないため、本人が不要だと判断すれば、本来は必要な医療が提供されないという事態も起きてしまいます。患者の日常の健康状態を把握している「かかりつけ医」がいれば、そうした事態も回避されやすくなるでしょう。

何でも診る「大人版の小児科医」

さて、このあたりで何度も言及してきた「かかりつけ医」について説明しましょう。

「体に不調を感じたら、まずはかかりつけ医を受診しましょう」と言われても、普段あまり医療機関に行く機会がない人だと、「かかりつけ医」そのものがイメージできないかもしれません。特に若い世代では「私のかかりつけ医は△△クリニックの××先生です」と言える人はほとんどいないはずです。まず、「かかりつけ医とはどんな医師か」という認識が国民に共有される必要があるでしょう。

日本語的には奇妙な響きかもしれませんが、「大人版の小児科医」といえばわかりやすいと思います。

子供が体調を悪くした時に、多くの親は自宅近くの小児科に連れて行きます。小児科医は、子供がかかりがちな病気や怪我についてひと通り把握していますし、乳幼児の頃から受診している子供であれば、それまでのカルテも医療機関にあります。「風邪を引きやすい」とか「胃腸が弱くて腹痛を起こしやすい」とか「アレルギーがある」といったそれぞれの体質も記録されているので、症状を自分で上手に説明できない子供であっても、より適切な診察・診断ができます。また、小児科の診療所では手に負えないレベルの疾患が疑われる場合は、すぐにしかるべき専門病院につながれるようになっています。

「かかりつけ医」の仕組みとは、成人においても同様の受診スタイルを適用することなのです。

実は、病院や診療所が少ない地方ではすでに実現しているといえます。その地域に住んでいる人々は、子供の頃からずっと特定の病院や診療所に通い、そこで治療が難しい疾患と判断された場合は、近郊の都市部にある大病院や専門病院を紹介される——という流れです。受診する病院の選択肢が限られているという事情があるわけですが、結果的に概ね「地域完結型の医療」が成立しているのです。

一方、東京は人口密度が高いために多くの病院や診療所が無秩序に存在し、大病院には周辺の県からも患者が集まります。病院の選択肢が多いので、1人の患者が複数の病院に通うケースも多くなります。それゆえに「かかりつけ医」の仕組みが成立しにくいのです。

従来の医師と異なる「かかりつけ医」の役割

新型コロナの感染拡大で、日本の医療提供体制は大きな試練に向き合いました。医療崩壊の危機が叫ばれる中、改めて「かかりつけ医」に対する国民の関心が大きく高まり、マスコミなどでも繰り返し取り上げられるようになっています。

先に取りまとめられた厚労省の「全世代型社会保障構築会議」の中間整理にも、「かかりつけ医機能が発揮される制度整備」と記され、これを受けて2022年

6月に閣議決定された「経済財政運営と改革の基本方針2022（骨太方針2022）」でも同様に明記されました。

しかし、かかりつけ医機能が社会に実装されたとはいえない状態であり、医療提供体制の改革の最も重要な課題のひとつとなっています。

進んでいない理由は、単にかかりつけ医機能を担う医師の診療能力（総合診療能力）や、夜間・休日の診療体制の問題だけではありません。地域完結型医療の実現、医療の枠を超えた多職種・多機能連携（地域包括ケアシステム）など、医療提供体制全体の構造を改革しなければ、普及は進まないからです。同時に、限られた医療資源の効率的利用、医療費の適正化、無駄な受診の排除といった医療保険の課題とも深く関係しています。かかりつけ医は従来の医療の領域を超える役割もこなすわけですから、診療報酬体系の改革も進めていく必要が出てくるでしょう。

諸外国で定着している制度を日本にそのまま取り入れることにも難しさがあります。医療提供体制の成り立ちや構造に大きな違いがあるからです。

たとえばイギリスでは「ＧＰ（ゼネラル・プラクティショナー）」と呼ばれる総合診療医が地域ごとにいて、医療機関の受診を希望する患者を差配しています。これは医療機関が「公的機関」だから可能な仕組みで、ＧＰは基本的に患者をコーディネートする役割を担っているのです。

一方、日本の開業医は、一般的に大病院などで何らかの専門性を身につけてから開業した人がほとんどで、自ら患者の治療を行うのが普通です。「患者の治療をする役割」として医師の道を選んだ彼らに、「これからはコーディネートに注力するように」といっても、それを受け容れられる医師は決して多くないでしょう。そうした現状からも、イギリスなどの制度をそのまま転用できないのです。

２０１３年8月に日本医師会などが公表した提言書「医療提供体制のあり方」では、「かかりつけ医」と「かかりつけ医機能」について定義し、医療界の統一見解となっています（95ページ）。

「かかりつけ医機能」の定義を要約すれば、「日頃から住民一人一人の包括的・継続的な健康管理を一元的に責任を持って担当し、必要に応じて適時・適切な診

日本とは大きく異なるイギリスの医療制度

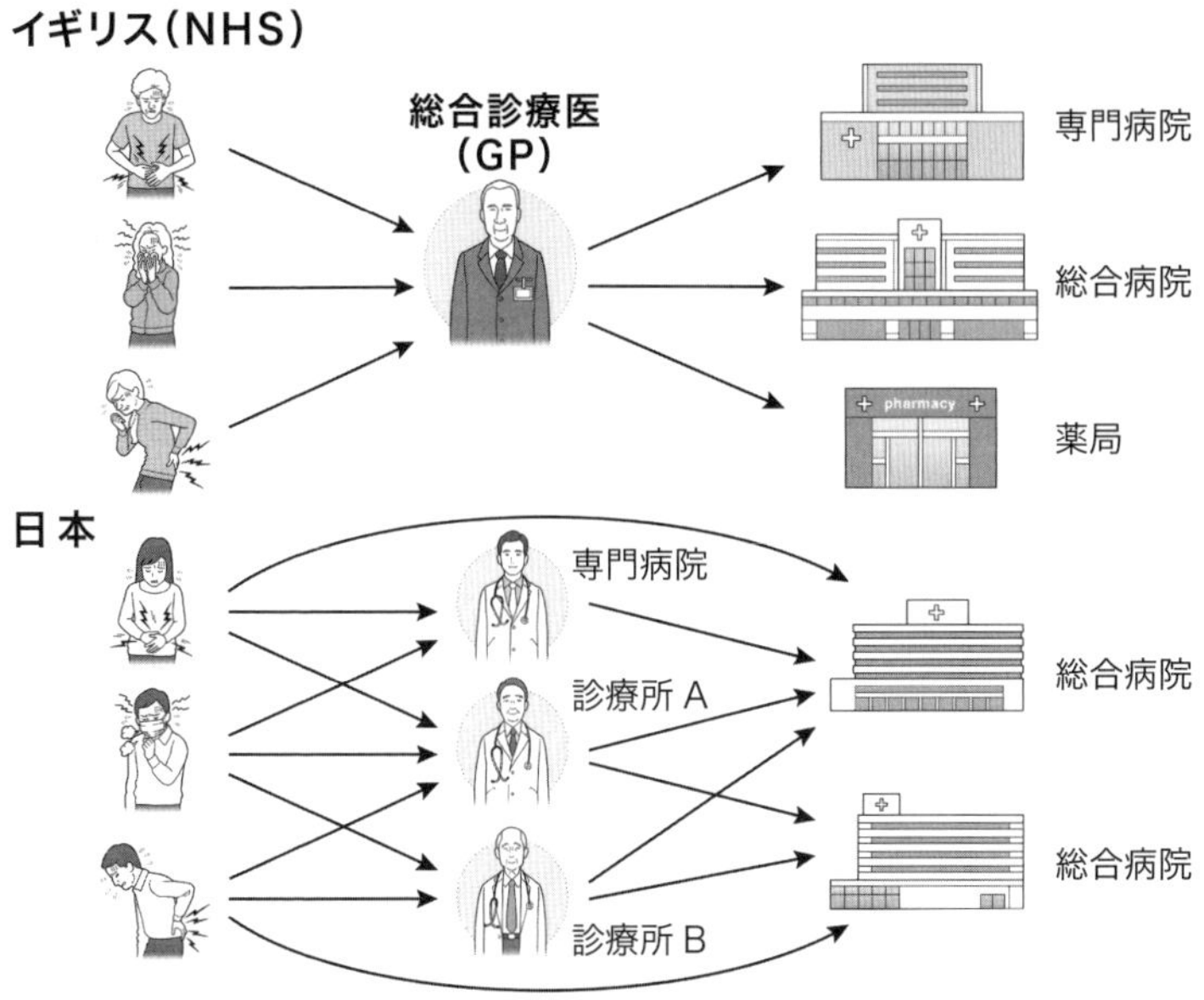

イギリスの国民保健サービス（NHS）は税金と保険料（16歳以上の就労者が負担）で賄われ、原則無料で診療を受けられる。患者はどんな症状でも、地域のGP（ゼネラル・プラクティショナー＝総合診療医）の診察を受ける必要があり、GPは必要に応じて病院を紹介したり、薬局での薬の購入を指示したりする（救急医療は例外）。病院が患者であふれないようにコントロールするのもGPの役割。

日本では患者は自らの判断でどの病院でも受診できるが、同じ症状で複数の病院を受診したり、特定の病院に患者が集中したりする状況も生じてしまう。

療・相談指導などを行うこと」となります。従来の医療の役割とは、かなり異なることがわかると思います。

かかりつけ医は1人ではなく「グループ」で

提言書で示されている「かかりつけ医機能を構成する諸要素」には、「個々の医師の能力」に関わるもの、「病院・診療所の機能」に関わるもの、さらには「地域で構築される医療システム」に関わるものがあります。

日常的な健康管理、相談指導に始まり、予防接種、健診、よくある疾患への対応、慢性疾患の医学管理、夜間・休日の対応、専門医療機関への紹介、入院支援、退院後のフォロー、複数医療機関を受診する患者の全身状態の把握、さらには終末期対応（看取り）……かかりつけ医に求められる役割は極めて重層的で多岐にわたっています。

それらに加えて、公衆衛生行政と通常医療のつなぎ役も求められています。たとえば災害発生時や、新型コロナの感染拡大のようなパンデミックが発生した際

「かかりつけ医」とは（定義）

なんでも相談できる上、最新の医療情報を熟知して、必要な時には専門医、専門医療機関を紹介でき、身近で頼りになる地域医療、保健、福祉を担う総合的な能力を有する医師。

「かかりつけ医機能」

- かかりつけ医は、日常行う診療においては、患者の生活背景を把握し、適切な診療及び保健指導を行い、自己の専門性を超えて診療や指導を行えない場合には、地域の医師、医療機関等と協力して解決策を提供する。
- かかりつけ医は、自己の診療時間外も患者にとって最善の医療が継続されるよう、地域の医師、医療機関等と必要な情報を共有し、お互いに協力して休日や夜間も患者に対応できる体制を構築する。
- かかりつけ医は、日常行う診療のほかに、地域住民との信頼関係を構築し、健康相談、健診・がん検診、母子保健、学校保健、産業保健、地域保健等の地域における医療を取り巻く社会的活動、行政活動に積極的に参加するとともに保健・介護・福祉関係者との連携を行う。また、地域の高齢者が少しでも長く地域で生活できるよう在宅医療を推進する。
- 患者や家族に対して、医療に関する適切かつわかりやすい情報の提供を行う。

出典：日本医師会・四病院団体協議会の合同提案「医療提供体制のあり方」(2013年8月)

の対応も、かかりつけ医が担うことになっています。

当然ながら、1人の医師、あるいは1つの医療機関だけでカバーできる役割ではありません。仮に開業医が1人で特定地域のかかりつけ医を担った場合のことを考えてください。その医師もやがて年を取り、いずれ引退します。すると、それまで診ていた地域の人々は突然「かかりつけ医がいない状態」となり、受診の〝最初の窓口〟を失ってしまいます。

そもそも高齢患者はすでに複数の診療科を受診していることが多いので、そうした複数の医師・医療機関が連携することで「かかりつけ医機能」に近づけていくのが妥当でしょう。地域ごとに「かかりつけ医グループ」がいるようなイメージです。

地域の病院や診療所、夜間・休日の医療サービスなど、「地域完結型の医療提供体制」を構築していく中で、かかりつけ医は最初に患者と接点を持つ存在となります。適正な受療行動を促し、かつオーバーフローによる医療崩壊を防ぐ「緩やかなゲートキーパー」、あるいは「ゲートオープナー」と呼ぶべき存在です。

かかりつけ医となる医師（医療機関）には、新たな資質・能力も求められてくるようになるでしょう。先ほど指摘したように「大人版の小児科医」となるわけですから、医師は「私の専門外なので別の病院へ行ってくれ」と門前払いはできません。そして、かかりつけ医が診られない疾病の場合は、すぐに他の医療機関につなぐ調整力やネットワークも必要になるでしょう。

もっとも、日本の開業医は専門科を持って開業しているとはいえ、現実にはさまざまな患者を診ています。ある程度のベテラン開業医になれば、現場で経験を積んで第二、第三の専門も持ち、高い総合診療能力を備えています。諸外国のかかりつけ医と比較しても、決して遜色ありません。

また、日本全国には地域ごとに医師会があり、定期的に診療科を超えた意見交換などを行っています。そのネットワークは、（最初に診察した）かかりつけ医の専門外の患者の受け渡しなどにも活用できるでしょう。そうした日本の医療提供体制の強みを、「日本版かかりつけ医機能」に活かしていけると思います。

優秀な開業医をかかりつけ医として機能させるには、病床機能を有する地域病院や診療所のバックアップも重要です。地域における医療提供体制の中で、かかりつけ医機能を「どのように築いていくか」という視点で考える必要があるでしょう。

先行する「在宅介護」を参考にする

特に「在宅医療」は、かかりつけ医機能が果たすべき重要な役割です。コロナ禍を乗り越えていく過程で、在宅医療はその力量と可能性を大きく広げました。東京でも、病床逼迫で自宅療養者が激増する中、行政（保健所）と地区医師会との連携が模索され、試行錯誤を重ねながらコロナ罹患者の在宅療養支援のかたちがつくられていきました。

先に「介護分野のケアマネジャー」が参考になると述べました。そして「かかりつけ医機能」を考えるうえでも、モデルになるのは在宅介護の制度です。介護の世界では「原則在宅介護」「24時間・365日の安心」を前提とした制度設計が行われており、「在宅生活の継続」を基本に、夜間介護・巡回介護などの多様なサービスを用意することで、高齢者の状態像の変化に対応した切れ目のないサポートの実現を目指しています。

時間外・夜間に対応する訪問介護事業は、広域でのサービス提供を担い、昼間の時間帯を担当する複数の介護事業者と連携し、役割を分担して在宅要介護者をカバーしているのが一般的です。先に指摘したように、夜間に訪問介護が必要な人の割合はそれほど高くありませんから、夜間対応の訪問介護事業者は幅広いエリアをカバーできるのです。

コロナ禍においては、医療の世界でも同様の動きがありました。東京をはじめとする大都市圏では、コロナ感染症流行への対応の過程で、往診を専門に担う医療機関が日中の外来診療を担う開業医と連携し、夜間・休日帯や緊急時の医療需要に対応したのです。医療提供体制の不足（想定外の感染者増）に対応するための〝緊急措置〟だったわけですが、結果的にこの連携は大きな役割を果たしました。これは都市部における在宅医療の発展形態として注目すべきことです。

患者側からしてみれば〝昼に診てくれた先生に、夜も診てもらいたい〟という思いはあるかもしれません。しかしそれは医療提供側に相当の余裕が必要ですし、そもそも同じ医師が昼も夜も往診するのは現実的に不可能です。昼と夜の医師の診療能力の違いをどうするか、診療報酬をどのように設定するかといった懸案も残りますが、そうした課題は連携機能の強化や制度の整備によって解消できるはずです。コロナ禍での対応は大きな経験、そして教訓になったといえます。

「かかりつけ医」と「フリーアクセス」は両立する

医療提供体制を整えるために「かかりつけ医機能の実装」の重要性を述べてきました。そして、「医療へのフリーアクセス」がその阻害要因になっていることも合わせて指摘しました。ただし断っておきたいのですが、両者はトレードオフの関係ではありません。フリーアクセスとかかりつけ医は両立するものであり、さらにいえば「両立させなくてはならない」のです。

国民が医療に求めるものは「24時間・365日の健康と安心」であり、まずは風邪や腹痛など日常的な疾患への対応、そして確実な診断と治療（適切な初期医療）、必要に応じた入退院支援（入院先となる病院への確実かつ迅速な引き継ぎと、退院後の継続的な支援）です。

現在のフリーアクセスは「国民の選択の自由と医療へのかかりやすさ」を最優先に組み立てられた仕組みですが、見方を変えれば、医療専門職のサポートや情報提供なしに、健康管理や医療サービス利用の決定を自身の責任に委ねているともいえます。その結果、適切な医療に巡りあえず、健康を損ねるケースも少なくありません。つまり、フリーアクセスが「24時間・３６５日の健康と安心」を保障しているわけではないということです。

患者にとって最適な医療サービス利用を継続的に支援するかかりつけ医の存在は、医療資源の効率的利用という観点のみならず、より健康・安心に近づく医療利用が保障されるという意味で患者にも有益です。自己判断で闇雲に病院にかかるよりも、自身の健康状態を把握している医師が治療法や受診先をアドバイスしてくれるほうが望ましいことはいうまでもありません。

もちろん国民皆保険制度の日本では、すべての国民は必要かつ適切な医療を受ける権利がありますから、「かかりつけ医」を持つことは国民の権利であって義務ではありません。

かかりつけ医はあらゆる健康・診療情報の管理や利用を託される立場ですから、その意味でも患者自身がかかりつけ医を自由に選択できるようにしなくてはなりません。制度整備にあたって利用者側に登録を義務づけたり、かかりつけ医の強制的な割り当てをしたりといった官僚統制的な方法では機能しないでしょう。

かかりつけ医機能を社会に実装するにあたっては、厳しい言い方ではありますが、医師側にも「あなたは本当に患者の信頼を得ていますか?」と問いかけなければなりません。

ただの風邪でも大病院を受診してしまうのは、〝もし重い病気だったら近くの診療所の医師は見逃してしまうのではないか〟と疑っているからです。同じ症状でいくつもの病院に行くのは、〝この先生の診察・診断は信用できない〟と思われているからかもしれません。一人暮らしの人がコロナに感染して夜間に発熱し、救急車を呼んでしまうのは、相談できる医師がおらず不安だからです。

信頼できる医師との安定的な関係をつくることなくして、患者の行動を変えることはできません。つまり、「かかりつけ医に対するフリーアクセス」が保障されなくてはなりません。統制的な手法で、半ば強制的にかかりつけ医を指定するようなやり方をすれば患者の信頼は得られず、かかりつけ医を飛び越えて大病院を受診するために（大した症状がなくても）救急車を呼ぶといった抜け道が横行し、むしろ医療提供体制に弊害を生む懸念さえあります。

「患者中心の医療・生活」を最適の資源分配・最適のコストで実現する仕組みは、国民にとっても、医療者にとってもメリットがあるはずです。医療提供サイドの改革と合わせて、必要な医療サービスが保障されることを大前提に、医療サービス利用のあり方についても啓発を図ることが必要ではないでしょうか。

かかりつけ医の「診療報酬」をどうするか

同時に、医療提供側にもかかりつけ医機能のメリットを保障する必要が出てきます。

繰り返しになりますが、「かかりつけ医に求められる役割」は広範で重層的です。しかも、患者の生活背景の把握、日常的な保健指導、医療情報の提供など、新たに求められる役割の多くは、現在の制度では「診療」と認められていません。つまり現行の「診療なくして報酬なし」という制度下においては、診療報酬上の対価が支払われないことになってしまいます。「従来の医師の役割（診療）以外を求められる」にもかかわらず、収入には結びつかないのであれば、医療者側から「かかりつけ医なんてお断りだ」「診療のみの専門医でいい」という声が強まるのは当然でしょう。

しかも日本の医療機関の多くは民間経営です。そこで働いている医療従事者の人件費はもちろん、医療機器などの設備投資もその〝原資〟は診療報酬です。役割が増えても収入が減るようなことがあれば医療機関の倒産にもつながりかねず、結果として医療提供体制を弱体化させるという本末転倒の結果になってしまいます。

かかりつけ医への評価（費用保障）に関して、医療行政の中では「かかりつけ患者1人あたりいくら（人頭払い）」にしてはどうかといった、「医療保険の枠内での配分方法の変更」について議論されていますが、それは筋が違うと考えます。そもそもかかりつけ医機能は「医療保険ではカバーできない広範な内容」を含んでいます。つまり「これまでの医療提供者にはなかった新たな役割」を求めている以上、その対価の原資は医療保険の枠外に求めるのが道理となるでしょう。

したがって、かかりつけ医機能の制度化は（医療保険制度ではなく）医療法体系の中で行われるべきものです。診療報酬での支払い方式や点数化の議論をする前に、求められる新たな機能・役割を実行できる条件整備をまず行い、そのうえで相応しい費用保障の仕組みを検討しなくてはなりません。

医療DXの普及で医療情報の一元化を

最後になりますが、技術的な課題についても言及しておきましょう。

かかりつけ医機能が発揮されるためには、患者情報を一元的に集約・管理し、かかりつけ医がそれを閲覧・利用できるシステムも必要です。そうした情報をリアルタイムで把握できなければ、かかりつけ医は日常的な健康指導も適時・適切な医療提供の調整も行うことができませんし、継続的な支援もできません。

患者の健康・医療情報は、ある部分は健康保険組合の下にあり、ある部分は医療機関や薬局の下にあります。自治体や介護事業者、あるいは患者の勤務先、さらには契約先の生命保険会社が把握している情報もあるでしょう。そうした医療や介護情報の一元化・共有基盤の構築には各機関・組織の協力が不可欠であり、かかりつけ医と患者との間で情報が共有されていることはもちろん、電子カルテの標準化や処方箋の電子化、リアルタイムでの患者の健康情報把握システムなどの基盤整備が必要になります。

東京都医師会では、東京都の支援を受け「東京総合医療ネットワーク」を立ち上げています。これは東京都全域を1つの電子的医療圏と考え、二次保健医療圏を超えて電子カルテ共有を図る仕組みです。

二次保健医療圏だけであれば、中核病院が電子カルテおよび連携システムを導入し、周辺の病院・診療所がそれに合わせて連携システムに接続すれば、圏内での電子カルテの共有が実現しますが、それでは都内全域をカバーできません。東京総合医療ネットワークでは、富士通、NEC、ソフトウエア・サービス（SSI）、SBS情報システムのベンダー4社のシステムを接続し、情報連携を実現しました。

こうした情報共有に加え、オンライン診療などの遠隔診療はかかりつけ医機能の重要なツールになります。医療情報の一元化や医療DXの普及は、かかりつけ医機能の発揮だけでなく、医療・介護の専門職間連携の技術的前提条件でもあります。ここで重要なのは、「健康・医療情報は患者・利用者本人のものである」という点です。制度設計、管理運用、共有ルールの構築にあたっては、そのことを大前提に行わなければなりません。

＊

TMA近未来医療会議の第2クールでは、主に近未来型の医療提供体制について議論を重ねてきました。

医療提供者、患者、行政、さらには法律的・技術的な懸案など解決すべき課題は多いですが、「都民が安心して医療を受け、健康に生活できる社会」という目的は共通しているはずです。２０４０年に起こり得る医療崩壊を防ぐには、かかりつけ医機能を主軸とした地域包括ケアシステムを構築することが不可欠です。その実現に向けた具体的な解決策を提示できたことに大きな意義があったと考えます。

医師の視点から②

都内全域をカバーする「東京総合医療ネットワーク」の可能性

目々澤醫院院長／東京都医師会理事　目《め》々《め》澤《ざわ》　肇《はじめ》

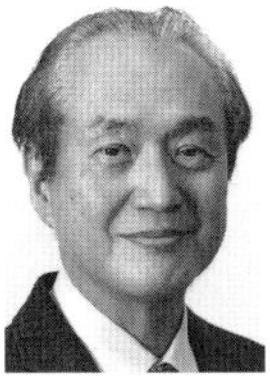

東京都民の受療行動には、急性期には都心部の大病院を受診し、慢性期に入ると都西部や多摩地区の病院に移る――という傾向があります。この現象が地域包括ケアを確立するうえでの障壁となっていることは、第２章で香取照幸先生が詳しく説明したとおりです。

このように二次保健医療圏を超えての受診事例が多い現実を踏まえて、患者情報を都全体で共有する必要性がかねてより指摘されてきました。

そこで2015年頃から東京都の支援を受けて始まったのが「東京総合医療ネットワーク」の取り組みです。「患者情報（電子カルテ）の共有なんて簡単な話では?」という疑問もあるかもしれませんが、「究極のプライバシー情報」である医療情報の管理は厳格に運用されているので、不正閲覧やデータ漏洩は絶対に許されず、容易ではありませんでした。

従来から医療情報連携システムには統一規格があり、富士通やNECなどのベンダーがその規格に沿ってシステムを開発し、「富士通製を導入した病院同士」「NEC製を導入した病院同士」での連携は実現していました。しかし異なるベンダー間では連携ができなかったのです。

都内の大病院（500床以上の病院）のおよそ8割で、富士通製とNEC製のシステムを導入していました。まずは2社のシステムがつながれば、全体のネットワークの根幹ができると考えました。

両社のシステムを調整し、各ベンダーの導入病院間で電子カルテの相互参照の実証実験を繰り返し、ようやく2018年11月から8病院での本格運用がスタートします。２０２０年８月には、準大手ベンダーであるＳＳＩとＳＢＳ情報システムとも連結されました。現在は都内33病院がつながって稼働し、２０２３年１月31日時点で１万１３８８人の患者が登録され、患者情報が共有されています。

こうした大規模な情報連携を実現するには、一般的には数億円程度の予算をかけて巨大なサーバ（情報を集積・提供するコンピュータ）を導入する必要がありますが、「東京総合医療ネットワーク」は各ベンダーの既存のデータセンターで情報共有処理をする仕組みなので、巨大サーバを必要としません。そのため低コストで、かつ持続可能性を有したネットワークが実現したといえるでしょう。これを活用していけば、東京都内だけでなく日本全体の病院・診療所を１つのネットワークで結ぶことも可能になります。

もちろん連携したからといって、医師が他病院の患者データを自由に見られるわけではありません。電子カルテを閲覧できる対象は、同意が得られた自院の患者のみです。しかも「転院先の病院へ情報を開示してもかまわない」という同意書へのサインも条件となっています。こうした個人情報への配慮も徹底したうえでの運用なので、患者はもちろんのこと、情報連携に参加する病院にも安心してもらえるものと思います。

「東京総合医療ネットワーク」の特長は、カルテを閲覧するためのパソコンやタブレットを別途用意する必要がなく、今まで病院で利用していた電子カルテ画面から連携データへアクセスできる点です。たとえば自院の患者Aさんのカルテから、Aさんが以前に入院・通院していた病院での検査情報や薬の処方データも確認できますから、重複検査や重複処方も避けられることになります。

今後の課題は、ネットワークに参加する病院を増やし、情報共有できる患者数を増やしていくことです。医療費の適正化に重要な役割を果たすだけでなく、〝地元から離れた大きな病院へ移っても、かかりつけ医の先生が自院の電子カルテの画面越しにずっと見守ってくれている〟——患者にそんな安心感を与えられるような連携を実現させていきたいと考えています。

「東京医療総合ネットワーク」参加施設（2023年4月1日時点）

開示施設

所在地	医療機関名
足立区	社会医療法人社団医善会　いずみ記念病院
八王子市	医療法人社団永生会　永生病院
荒川区	医療法人社団杏精会　岡田病院
杉並区	社会医療法人河北医療財団　河北総合病院
小平市	昭和病院企業団　公立昭和病院
国分寺市	社会福祉法人浴光会　国分寺病院
足立区	医療法人社団　すずき病院
昭島市	医療法人社団　竹口病院
立川市	国家公務員共済組合連合会　立川病院
墨田区	社会福祉法人同愛記念病院財団　同愛記念病院
文京区	東京医科歯科大学病院
港区	社会福祉法人恩賜財団済生会支部東京都済生会 東京都済生会中央病院
府中市	地方独立行政法人東京都立病院機構 東京都立多摩総合医療センター
板橋区	地方独立行政法人東京都立病院機構 東京都立豊島病院
足立区	医療法人社団けいせい会　東京北部病院
足立区	社会医療法人社団慈生会　等潤病院
多摩市	日本医科大学多摩永山病院
文京区	日本医科大学付属病院
北区	社会医療法人社団正志会　花と森の東京病院
清瀬市	公益財団法人結核予防会　複十字病院
葛飾区	医療法人社団直和会　平成立石病院
町田市	医療法人社団創生会　町田病院
八王子市	医療法人社団永生会　南多摩病院
八王子市	医療法人社団永生会　みなみ野病院
町田市	社会医療法人社団正志会　南町田病院

閲覧施設（病院）

所在地	医療機関名
大田区	社会医療法人財団城南福祉医療協会　大田病院
板橋区	医療法人社団慈誠会　慈誠会記念病院
板橋区	医療法人社団慈誠会　慈誠会成増病院
足立区	社会福祉法人　勝楽堂病院
調布市	医療法人社団桐光会　調布病院
八王子市	医療法人永寿会　陵北病院

閲覧施設（診療所）

所在地	医療機関名
八王子市	数井クリニック
江戸川区	医療法人社団茜遥会　目々澤醫院

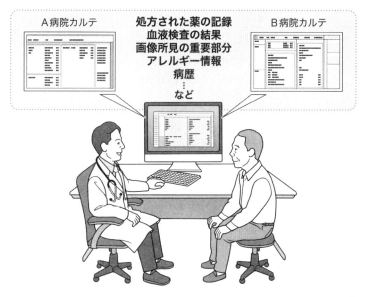

第3章　未曾有のパンデミックを教訓にする

新型コロナ対応で浮かび上がった「平時と有事」の医療課題

日本公衆衛生協会理事　**和田　耕治**（第3クール座長）

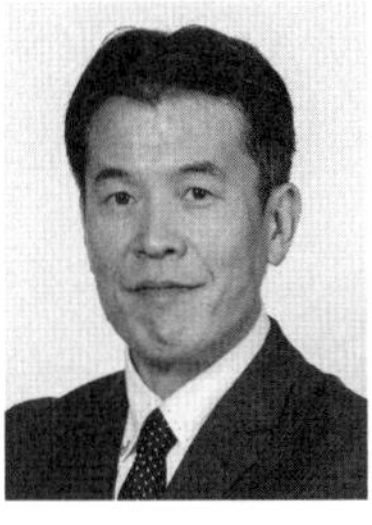

「医療崩壊」は2040年に〝日常〟になる

岸田文雄・総理が提唱する「異次元の少子化対策」に代表されるように、日本では少子高齢化の問題が活発に議論されています。高齢者の急増とともに、生産年齢人口の急減が現実になろうとしています。

「マネジメント」の発明者として知られる経営学者のピーター・ドラッカーが指摘するように、人口構造は大戦争や深刻な疫病でもない限り、突然変わることはありません。日本で少子高齢化や人口減少が起きることは以前から指摘されていたのですが、検討はされたものの、抜本的な解決策の実行や目に見えるような改善にまでは至っていません。

現在の人口構造がおよそ20年後の2040年にどう変化するかも、さまざまな予測がされています。受け止めがたい想定がそこにはありますが、もうそろそろこれを「確定事項」として腹をくくる時期にあると考えるべきでしょう。

高齢化に伴い、東京都での医療需要は増加傾向にあると予測されています。そして、その需要に見合う医療提供体制の維持が厳しくなっていくことも想定されており、いずれも「やがて来る未来」です。さらにいえば、この現象は東京都（と一部の大都市）の特徴であることを踏まえておく必要があります。

全国での「外来患者」はわずか2年後の2025年にピークに達し、その後は減少に転じると見込まれています。すでに人口減少と高齢化がかなり進行している地方部では、医療需要（外来患者）自体が減っていくからです（ただし、在宅医療についてはこれから需要が増す地域が多数あります）。一方で、当面は人口の流入や高齢化が進む東京都では事情が異なり、外来患者の需要は「2040年以降」に最大となる見込みが示されています。

「入院患者」はどうでしょうか。全国的に見ると2040年頃にピークを迎えると見込まれていますが、東京都のピークはやはりそれ以降と考えられています。また、2040年の時点で、東京では入院患者の約8割が高齢者で占められると予測されています。同様に介護需要も高齢化とともに上昇し、2045年は2020年の1・36倍となることが想定されています（日本医師会地域医療情報システムの調査)。

病院でも介護施設でも、何らかの医療的ケアを要する高齢者があふれかえる——そんな景色が東京都の近未来には待ち受けているのです。

さて、東京に確実に訪れる「2040年の医療危機」を〝先取り〟するような事態が新型コロナのパンデミックで発生しました。

詳しくは後述しますが、新型コロナの感染拡大では、主に東京や大阪といった大都市では「医療崩壊」が起きました。外来患者の急増によって医療提供(保健所や病院など)が不足し、治療を受けられない事態が数多く発生したのです。特に深刻な状況となったのが高齢の入院患者を抱える病院や、老人ホームなどの高齢者施設でした。もともと感染症には脆弱であったのですが、こうした施設こそ感染が広がりやすく、また最も弱い人が集まっています。施設での感染拡大により入院ができず、医療的な処置が行き届かずに亡くなられたという話は一時期ニュースでも取り上げられました。最近ではニュースにもならなくなっていますが、今後もこうした状況はもう少し続きそうです。

全国平均とは大きく違う「首都・東京の人口変化」

東京都の年齢階層別人口の予測

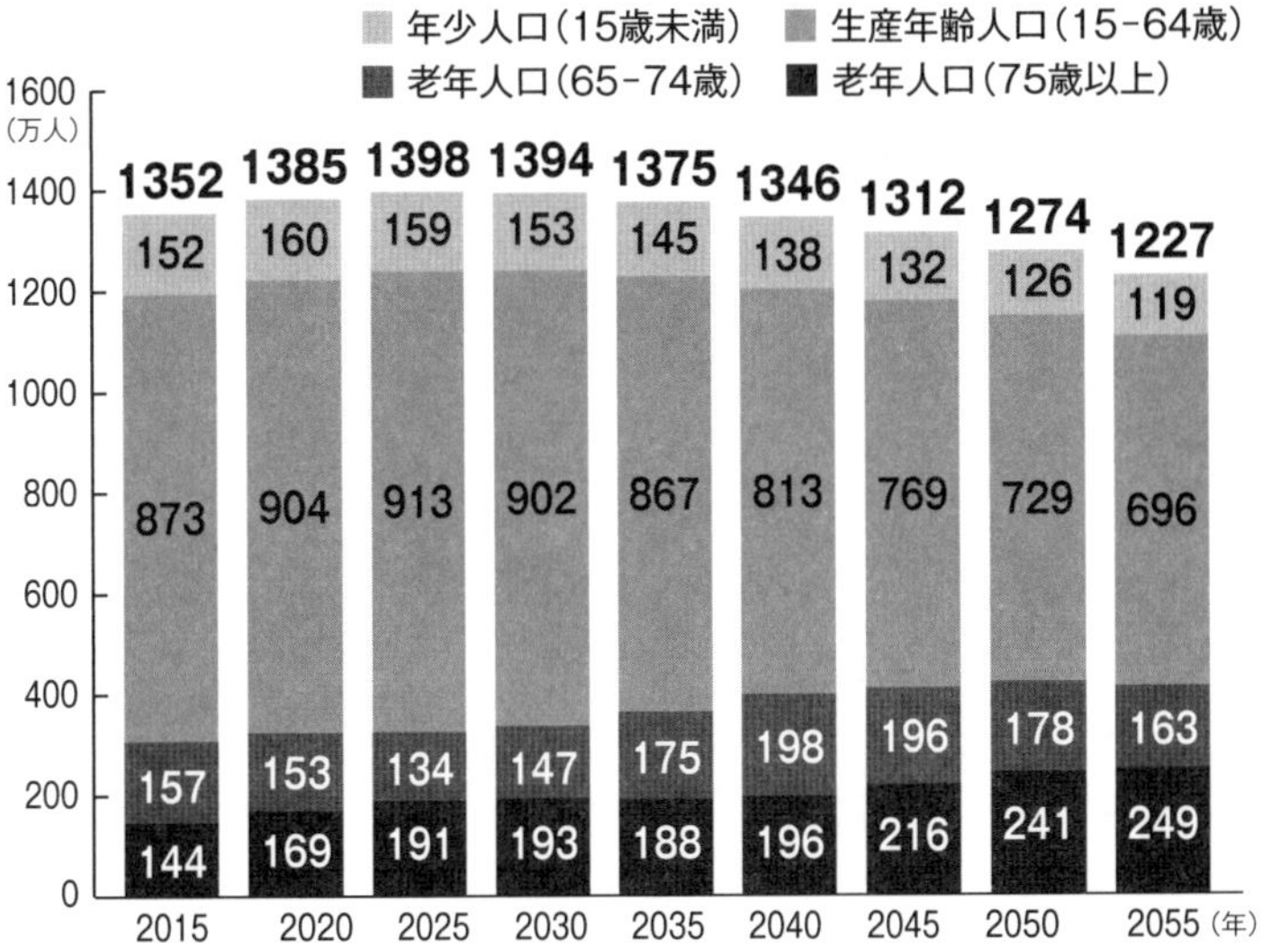

「国税調査」(総務省)などより作成。2020年以降は東京都政策企画局による推計

東京の総人口は2025年がピークでも「高齢者人口は2050年まで増加」

日本の総人口は2011年から減少が続いているが、人口流入が続く東京では2025年頃にピーク（1398万人）を迎えると予測され、65歳以上の高齢者人口は2050年まで増加する見通し。医療費もそれに比例して上昇していくと見られている。

一方、医療費の「支え手」である生産年齢人口は2025年からの30年間で200万人以上減っていく。東京の医療提供体制を考えるうえでは、全国平均と大きく異なる人口推移を前提に考えなければならない。

今までは当たり前と思われていた医療が受けられないということ、さらには助かる命が助けられないということに多くの医療者は心を痛めました。何よりも、そうした事態を避けられなかった患者やその家族の気持ちを考えると残念でなりません。しかし、「2040年の東京」のやがて来る現実を考えると、そこにまた新しい感染症によるパンデミックが発生した場合には、さらに大きな危機となり得ることを想定すべきです。阪神・淡路大震災や東日本大震災のような大災害もいつ起きるかわかりませんし、考えたくはないですが、テロや他国からの攻撃のようなことも絶対にないとは言い切れません。

こうした有事を想定しなくても、2040年の東京都では平時から医療の需給が逼迫し、今回のコロナ禍で起きた状況が常態化する可能性もあります。新型コロナへの対応で得た教訓と反省が記憶の中にある今こそ、今後の方策を計画し、そして実行に移さなければなりません。

自宅療養者を「誰が診るのか」問題

まず、２０２０年初頭から始まったパンデミックにおいて東京都の医療機関で何が起きていたのか、時系列に沿って振り返りましょう。

新型コロナの流行は中国・武漢で最初に確認され、日本では２０２０年１月16日に初の感染者が確認されました。２月に入ると約３７００人を乗せたダイヤモンド・プリンセス号で７１２人の感染者が出る事態が起き、非常に感染が広がりやすいウイルスであることが判明し、日本社会に衝撃が走りました。その後に、イタリアや米国で多くの死亡者が出て、外出禁止などのロックダウンを余儀なくされました。

人口が多く、人口密度も高い東京から感染拡大が始まるという危機感は多くの医療者にありました。効果的な治療法も少ない、ワクチンもない、感染対策もどこまで必要かわからない未知の感染症にどう対応すればいいのか——市民もですが、フロントラインで患者と向き合う医療従事者らは頭を抱えました。

ただ、この頃はまだ感染者数がそれほど多くはなく、指定された医療機関が感染者を受け入れていたので、一般の民間の病院や診療所では「差し迫った危機」

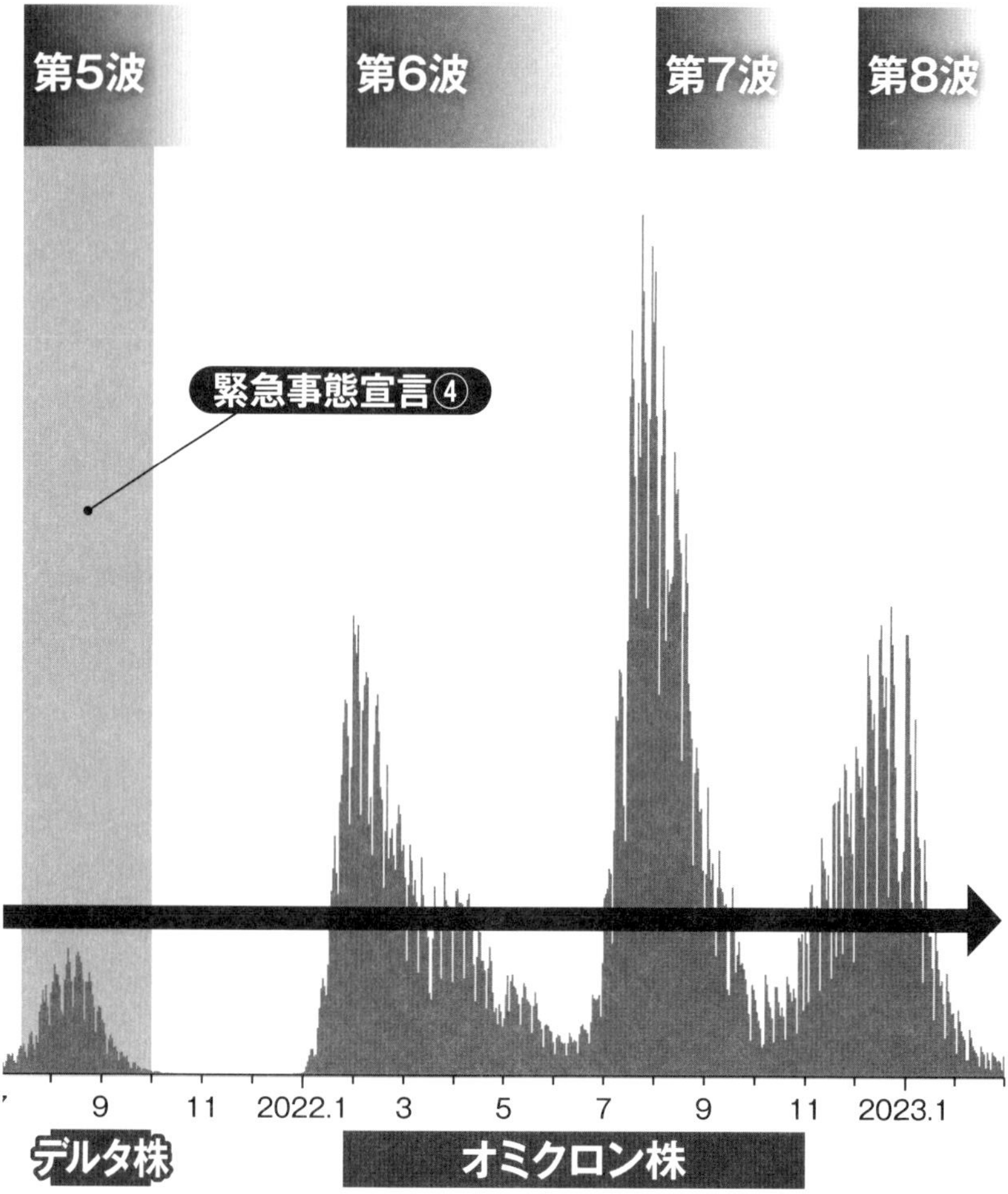

第5波
第6波
第7波
第8波
緊急事態宣言④
9
11
2022.1
3
5
7
9
11
2023.1
デルタ株
オミクロン株

東京都における新型コロナウイルス感染症の新規感染者数の増減と、緊急事態宣言、コロナワクチン接種の時期

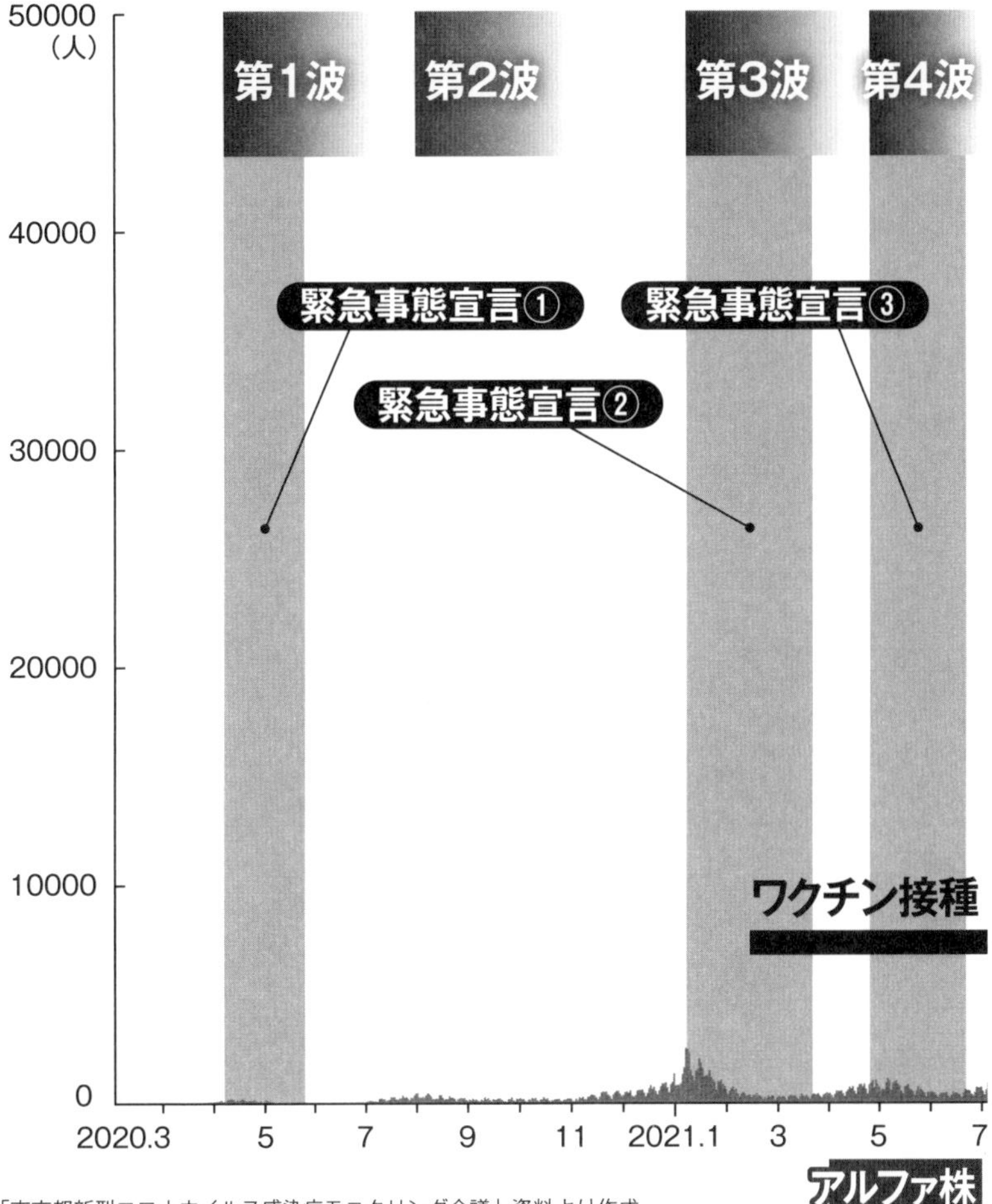

「東京都新型コロナウイルス感染症モニタリング会議」資料より作成

として認識されていなかったように思います。

そのムードが大きく変わり始めたのはアルファ株が流行した第4波（2021年3月頃）からでした。特に大阪をはじめとする関西では、多くの感染者が出て死亡者も増加しました。東京は緊急事態宣言がやや長めにあったことも幸いしてか、大阪に比べて感染者や重症者は少なめでしたが、「いよいよ次は東京からか」という危機感が高まります。ワクチンが開発され、日本でも接種が始まるという期待もありましたが、オリンピックの開会式以降の第5波によって東京は厳しい状況に追い込まれました。

第1波から第4波まで、流行の波が起きるたびに感染者数は増加し、重症者の病床だけでなく、軽症・無症状の療養者を隔離するための病床が足りなくなり、借り上げたホテルでの宿泊療養が始まっていました。しかしそれも足りなくなり、軽症者、無症状者は自宅療養とする方針へと切り替わりました。医療提供側としては自宅にいる患者が多数いる中で重症者をどう把握して、治療につなげるかが課題になりました。中には急に容態が悪くなり、治療を受けられずに自宅で亡くなる事態も起こりました。

そもそも自宅での療養は感染症法の規定にない例外的な措置でした。

こうした事態の中で責任が都道府県に委ねられ、医師や看護師をはじめとする医療提供体制確保の取り組みが東京都にも求められました。そこで都や区は、東京都の地域の医師会などと契約を結び、自宅で療養している患者などの対応を委託しました。それは入札を経ずに随意契約で民間に業務を委託するということであり、官公庁にしてみれば平時ではまず考えられない対応でした。そのため、自治体の中には、自宅療養者から死亡者が出始めるような事態に直面するまでなかなか特別な対応に踏み切れなかったり、近隣自治体での合意形成に時間を要したりすることがありました。

都と医師会で「有事の取り決め」はなかった

東京都では、保健所が管理する自宅療養者が病状を悪化させた際の対応を都医師会に委託することになりました。各地区医師会がそれぞれの地域事情に即した医療支援強化事業の実施を担い、最終的に38地区医師会が本事業に参画しました。実施にあたっては、日中・夜間の往診などで大規模な在宅医療専門医療機関を展開する「医療法人社団悠翔会」、あるいは夜間・休日の往診などで「ファストドクター」「ナイトドクター」といった医師派遣事業者の協力も得ました。

また、こうした事業が始まる前から自治体と地区医師会との連携で独自の自宅療養者対応を展開したのが11地区医師会でした。各地区の医療資源事情や行政との連携体制の差によって、対応が早かった自治体もあれば、遅かった自治体もありました。

23区以外では地区医師会が所在するエリアと、保健所が管轄するエリアが同一ではない地域があります。そうした地域では足並みを揃えるのは容易ではなく、また情報共有の体制が整っていなかったため事業運営に支障をきたしました。

この混乱は「指令を出す自治体」と「手足となって実働する医療機関」の間で、有事発生時の取り決めが何もなかったことが原因でした。コロナ禍は想定外の事態だったとはいえ、日本は地震や台風などの自然災害が多い国ですから、官

（都）と民（医師会）が連携する体制を構築しておくべきだったといえるでしょう。

医師派遣事業者の活躍

各医師会が在宅診療体制を整えるにあたってはさまざまな課題が浮上しましたが、最大の問題は「感染症に対応できる人材の不足」だったといえます。

量的なことでいえば往診医や協力医師の確保が困難でした。一般診療所の医師が自宅療養者を往診する場合、普段の診療との時間配分などもあり、事業への参加には難しさがありました。その結果、使命感の強い医師に療養者対応が集中したり、行ける医師が誰も見つからず、地区医師会役員らが何か所も往診に回ったりしたケースもありました。いってしまえば、個々の医師の自己犠牲に依存していたわけです。これは持続可能な仕組みではありませんから、今回の教訓をもとにした何らかの運用システムが必要になってくるでしょう。

昼間に診たかかりつけ医と夜間の往診医師でカルテを共有できず、禁忌薬の処方や重複処方などの問題も起きました。派遣事業者の内部でも、１人の患者を診ている複数の医師の間で情報共有が不十分だったため、患者が最初に往診に来た医師に伝えた内容が、次に来た別の医師に伝わっていなかったことがありました。

これは医師たちの怠慢という意味ではありません。情報を共有しようにも、受け皿となるシステムがなかったのです。「有事のルール」が定まっていない以上、派遣された医師が「平時のルール」を逸脱することに慎重にならざるを得ない事情も十分に理解できます。

それでも、医師派遣事業者がいなければ東京では在宅医療がカバーできなかったことは紛れもない事実です。「夜間にもかかわらず医師が自宅まで来て診てくれた」こと自体に安心した療養者も多かったはずです。将来的には〝日常の医療〟になっていくであろう在宅医療において、民間の往診手配を行う事業者の存在感や必要性が明らかになったことを踏まえ、今後は昼間の医師（かかりつけ医）と派遣事業者の連携方法について整備していくことが求められます。異なる医療機関の複数の医師で情報共有ができる仕組み、たとえばマイナンバーカードを使った医療情報の共有システムを急いで構築する必要があります。診療データの共有にはセキュリティの問題も関係してきますが、患者の大きなメリットと安心感にもつながるでしょう。

ちなみに、医師派遣事業が機能したのは「東京ならでは」ともいえます。地方ではそもそも派遣する医師を集めるだけでも困難が生じます。人口密度が高い東京では、移動距離が比較的短いので複数の在宅患者を効率的に回れます。しかし、地方だと移動に時間がかかるので１人の往診医師が診る患者数に限界があり、事業として機能しにくいのです。「東京だからこそ機能する在宅医療の枠組み」として、東京都と都医師会、そして民間の事業者が、垣根を越えて協力の可能性を広げてほしいところです。

また、どの立場の医師についても当てはまることですが、初診の往診では、患者がどのような人物かわからないまま自宅に入ることになります。背景が不明の男性の自宅を初診時に女性医師が１人で往診することに抵抗感を覚えることもあり得ます。往診医師の安全性やリスクを考慮する必要があるので、初診だけは複数人で対応するといったルールも必要になるかもしれません。

「酸素ステーション」は十分に機能したか

パンデミック発生時の医療需要は、ウイルスの特徴や変異、あるいはワクチン接種の有無などによって影響を受ける世代が異なります。今回の新型コロナウイルスでも波によって特徴が異なりました。感染した場合の生命に関わるリスクは総じて高齢者が高いとはいえ、感染者の数としては若年層や子供たちにおいて急激に増えるということもありました。

新型コロナワクチンの接種は、第4波の発生と重なるように始まりました。2021年2月17日から医療従事者への先行接種が開始され、同年4月12日から65歳以上の高齢者、そして同年6月以降から65歳未満へと順に接種が進みました。第4波で流行したアルファ株のウイルスに対してワクチンは劇的な効果を上げ、感染者や死亡者をかなり抑え込むことができたのです。

しかし第5波ではさらにウイルスが変異し、感染性も病原性も高まったデルタ株が流行し、第1~4波をはるかに超える数の感染者数、死亡者数となりました。

設置タイミングが難しかった「酸素ステーション」

酸素・医療提供ステーションは、自治体が臨時の医療施設として運営する施設で、新型コロナの軽症から中等症の患者を受け入れ、医師や看護師が24時間常駐して健康観察を行い、酸素投与や中和抗体薬治療などの医療を提供する。東京都では2021年８月以降、中央区の築地市場跡地やJR立川駅近くの民有地など４か所に設置。流行の中心がオミクロン株となった第６波以降は肺炎を発症する感染者が減少したこともあり、ベッド利用率は２割前後に留まった。

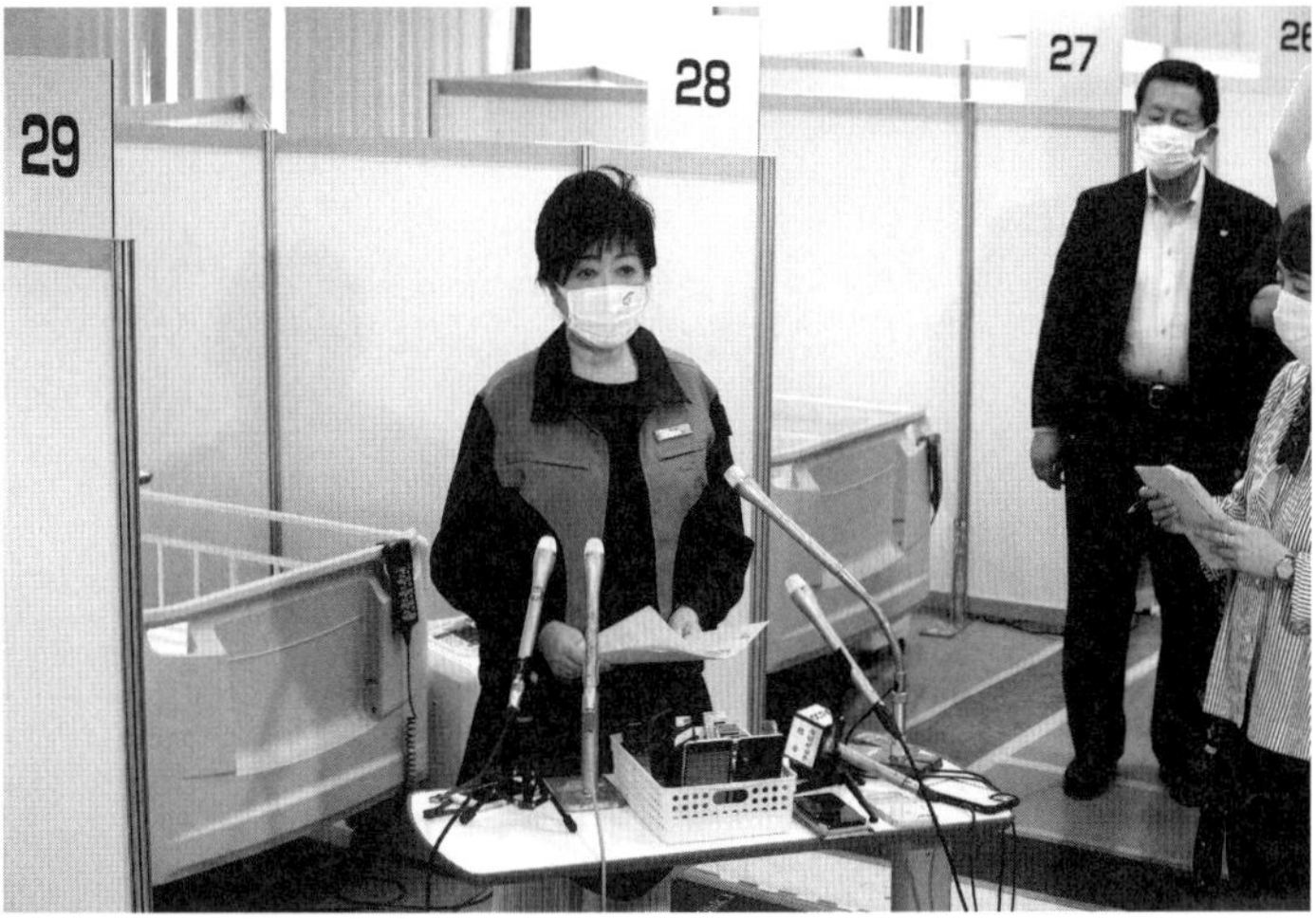

酸素ステーションの視察を終えて会見する小池百合子・都知事（2021年8月）

この際に起きた「医療崩壊」を契機として、東京都では都医師会が中心となって在宅医療の体制を整えていったのは前述したとおりです。

第5波が収束した後、第6波が訪れることは十分に予想できました。そこで重症患者の増加を見越して、国は酸素投与などが行える専用の臨時医療施設である「酸素ステーション」の整備を指示しました。肺炎を発症した患者に対し、一時的な酸素投与と中和抗体薬投与で重症化を抑え、その後に受け入れ可能な病院に転院させるという想定です。

ところが第6波で感染が広まったオミクロン株は、デルタ株に比べて感染性がさらに高まったものの、病原性は低下しました。第5波では40代、50代でも重症化して亡くなる方がいましたが、第6波では肺炎を発症する感染者が減少したため、整備した酸素ステーションはあまり活用されませんでした。

その代わりに起きたのは、認知症患者を含めた介護度の高い高齢入院患者の増加でした。新型コロナ感染症そのものの症状は比較的軽症であっても、慢性疾患が悪化して入院する人が非常に増えたのが第6波以降の特徴だったのです。

「第6波」では急性期病院に要介護患者が急増

第6波では新型コロナによる重症者が現役世代や若年層で減少しました。警戒感は引き続きありましたが、過去4度にわたって発出された「緊急事態宣言」ではなく、それよりも一段階低い「まん延防止等重点措置」で対応されることになりました。ただし医療提供体制の観点から見ると、この第6波にこそ注目される現象が起きていたのです。

オミクロン株の流行で最も影響を受けたのは介護施設でした。多くの高齢者が同じ施設内で生活をともにしているため、クラスターが発生しやすく、基礎疾患を抱える入居者も多くいます。結果、介護施設から高齢のコロナ患者が基礎疾患を悪化させ、急性期の病院に続々と運び込まれる事態が起きました。そうした患者で多くの病床が埋まったことで一般診療を含めた救急医療の受け入れが困難になり、治療のリソースが行き渡らず、本来治療が必要な患者が後回しになってしまう状況が生じたと見られています。

病気や怪我の治療を担う急性期の医療機関は、介護度の高い患者に対応する体制は十分ではないため、たとえば認知症で新型コロナウイルスに感染した患者が院内を歩き回り、看護師と接触して感染させるといった混乱も発生しました。

慣れない介護業務に看護師が疲弊し、離職ドミノを招いたケースもあったと報告されています。決して看護師たちが〝職場を放棄した〟という意味ではありません。一般的に看護師と介護福祉士は似たような存在に思われているかもしれませんが、前者は療養患者に接する「医療職」、後者は介護を必要とする人を支援する「福祉職」で、それぞれの養成方法も習得してきた技能も異なります。その〝職域〟を超える業務が突然、しかもかなりの量で発生したのですから、ストレスは大きかったことでしょう。

とはいえ、この状況こそ「近未来の東京の医療機関で起きる日常」と考えられます。本章の冒頭で述べましたが、2040年には入院患者の約8割が「65歳以上の高齢者になる」と予測されています。何らかの介護を要する高齢の患者が、急性期病院に続々と搬送された第6波の状況は、まさに2040年の医療の現実

第6波の特徴（東京都）

期間		新規陽性者数	入院患者数	重症患者数	死亡者数
第5波 2021. 7.1~9.30	累計	202262	274385	14866	837
	最大値	5807[8/13]	4351[9/4]	297[8/28]	—
第6波 2022. 1.1~3.31	累計	843165	252641	3749	1203
	最大値	20642[2/5]	4273[2/19]	87[2/19.20]	—
第7波 2022. 7.1~9.30	累計	1479005	286738	2348	1342
	最大値	39534[7/28]	4459[8/20]	43[8/13]	—

厚生労働省「第105回新型コロナウイルス感染症対策アドバイザリーボード」資料より作成

ウイルス（オミクロン株）の特性

1 致死率は低いが、新規陽性者数が激増

第5波に比べ、新規陽性者数は約4倍に増加したが、肺炎の発症による入院・重症患者は減少した。

2 基礎疾患の悪化で死亡者が増加

肺炎を発症した患者は減ったが、基礎疾患の悪化が増え、死亡者数は第5波に比べ約1.5倍に。

3 介護施設や学校などでクラスター多発

ウイルスの感染力が高まり、感染対策をしていても、施設内でクラスターが多発した。

医療提供体制の変化

1 介護施設からの救急搬送が増加

介護施設から、基礎疾患が重症化した患者が急性期病院に搬送されるケースが増加した。

2 発熱外来がパンク状態に

ピーク時には、発熱外来の電話がつながらない、予約が取れない状態になった。

3 自宅療養が基本に

第5波の頃からすでに始まっていたが、新規陽性者の激増で、自宅療養が基本になった。

となる可能性があるのです。

急性期の患者を診る基幹病院と、慢性期の患者を診る後方支援病院の連携を強化していくだけでなく、急性期の医療機関であっても介護対応の機能を備えていくことも検討しなければならないでしょう。ここで提供される介護は従来の看護補助的なものでなく認知症ケア、自立支援のケアといった介護福祉士などの専門職によるものを指します。ただし、介護人材不足の中、医療と福祉の間で介護職を奪い合うわけにはいきません。急性期医療機関の介護の充実も大切ですが、引き続き機能分化と連携強化も推進していく必要があります。

東京特有の〝ビル診〟問題

第6波では急性期病院だけでなく、診療所でも診療体制の難題が浮き彫りになりました。

この時期から医療機関では新型コロナの検査と外来診療を行う「発熱外来」を設置する動きが広まりました。感染者の増加で従来の検査体制がキャパオーバーとなったためですが、第6波のピーク時には発熱外来も対応が困難になり、発熱した人が受診を断られる（予約が取れない）事態が都内各地で起きました。

基本的に日本の医療提供体制では、患者が希望すればどの医療機関でも受診は可能という仕組みが採用されています。第1章や第2章で触れた「フリーアクセス」という制度で、待合室で長時間待たされたり、紹介状を求められたりすることはあっても、医療機関は受診を拒否することはできません。おそらく「受診を断られた」という体験を、このコロナ禍で初めてしたという人が大半でしょう。コロナ感染者の診療をしてくれない医療機関に不満や怒りを感じた都民も少なくないと思われます。しかし、その背景には「発熱した患者を受け入れられない事情」もあったのです。

都内の開業医には雑居ビルで開業している、いわゆる〝ビル診（ビル内診療所）〟が多く、東京都のアンケート調査によると半数以上を占めるとされています。他のフロアは商店であったり会社であったりするわけですが、そうした入居者や来客者と出入り口やエレベーター、階段などを共用するため、感染者（感染疑い者）が外来で訪れた際に、専用の動線を確保できないのです。

かかりつけ患者には来院時間の変更をお願いしたり、治療薬を長期処方したり、あるいは緊急性の低い処置を延期するといった方法で来院を控えてもらうことは可能かもしれませんが、他のテナント利用者の規制は難しいことが多いでしょう。それどころか「発熱外来なんて迷惑だからやめてくれ」と抗議されることもあったようです。かかりつけの患者にしても、発熱外来開設を理由に受診をためらう人もいて、「別の診療所に変える」という意識にもつながりかねません。

医師側のリスクもあります。発熱外来を設ければ医師自らが感染する可能性も高まります。高齢の医師であれば命に関わる問題ですし、そうでなくとも院内スタッフに感染者が出れば少なくない人員が自宅療養・待機となり、何日も休診せざるを得なくなります。

スタッフに反対されるケースもあります。看護師は慢性的な人手不足ですから、辞められると診療所が立ちゆかなくなるでしょう。現実に、コロナ対応をした病院・診療所では、業務や心理的な負担の増加により、職員の離職も相当数あったと報告されています。中にはビルのオーナーや入居者と交渉し、かかりつけ患者やスタッフに説明をしたうえで、発熱外来のための動線を確保して検査・診療にあたった開業医もいます。その取り組みには頭が下がるばかりですが、どの診療所でも真似できるわけではありません。

民間病院の院長は、医師であると同時に経営責任者でもあります。スタッフの雇用環境を守るだけでなく、彼らの給与を確保し、病院を維持するためには〝売上〟が必要です。都内の中小病院でのコロナ対応の難しさには、そうした事情があったことも広く知っていただく必要があると考えます。

「2類相当→5類」で変わる医師の〝あるべき姿〟

開業医にはさまざまな診療科があり、たとえば整形外科や眼科が専門の医師に、感染症の診療ができるのかという問題もあります。実際に「専門外だから」という理由でコロナ診療を受け付けられなかった病院や診療所は少なくありません。

2023年5月8日から、新型コロナウイルス感染症の位置づけがいわゆる

「2類相当」から「5類」に変わることが決まりました。これにより政府は緊急事態宣言や、感染者や濃厚接触者に対する外出自粛要請などの行動制限ができなくなります。マスク着用についても個人の判断となります。

第8波（2022年11月〜）では、死亡者がピーク時に全国で1日500人を超えました。おそらく第9波も到来し、感染対策がルーズになれば第8波以上の感染者、死亡者が出る可能性もあります。

一方で、これまでコロナ患者の診療は特定の発熱外来（診療・検査医療機関など）が担っていましたが、5類に移行すると〝コロナを専門外とする医療機関〟でも対応が求められるでしょう（規定のうえではそうなります）。現実に第6波以降では、感染症が専門ではない診療科でも発熱外来を開いた例はあります。つまり専門領域が何であるかに関係なく、コロナ対応が「できた医師」と「できなかった医師」がいたということです。今後に向けて「対応できる医師」を増やしていくことが大事です。

普段から感染症のパンデミックや大災害などの有事を想定し、感染症の対応策

「2類相当→5類」移行（23年5月8日）による変化

	～5/7（2類相当）	5/8～（5類）
患者、濃厚接触者に対する行動制限	●患者は最大7日間、濃厚接触者は最大5日間 ●就業制限 ●健康状態の報告	なし
診察する医療機関	発熱外来（診療・検査医療機関など）	原則として一般の医療機関
入院の勧告・措置	あり	なし
入院・検査などの医療費	公費負担 （原則として無料）	高額な治療薬を除き、自己負担
ワクチン接種の費用	公費負担（無料）	2023年度内は無料 （それ以降は検討中）
マスク着用	屋内では推奨 （3/12まで）	原則として屋内外ともに不要

新型コロナウイルス感染症は、結核やSARS（重症急性呼吸器症候群）などと同等とする「指定感染症（２類相当）」に分類されていたが、ウイルスの弱毒化やオミクロン株対応ワクチンの接種開始などを受け、政府は５月８日から５類への移行を決定した。これにより陽性者に対する就業制限や、国民に対する外出自粛の要請はできなくなり、一般の医療機関でも対応が求められる。2023年度内はワクチンの無料接種が継続されるものの、入院や検査などの医療費については、高額な治療薬の費用や重篤化した時の治療費を除き、自己負担となる。

を学び、防護服を着て診療をするトレーニングをする。さらにはクリニック内外の動線をどのように確保するかをシミュレーションし、スタッフとの意思統一を図るといった準備も必要になります。行政や医師会などがそうした「有事の備え」をサポートする取り組みも検討しなくてはなりません。

新型コロナでは変異株が次々に現れて周期的に波が起き、高齢者施設でのクラスターなどで介護度の高い高齢者の医療需要が高まるといった想定外の事態が起きました。一連のパンデミックであっても医療需要がどんどん変化していくので、医療提供側も状況を見ながら臨機応変に戦略を変えていかなければならないということです。それを現場医師レベルでも体験したことは、新型コロナ対応での教訓であり財産だといえるでしょう。

何が起きるかわからない以上、幅広く起こり得る事態の想定が求められます。民間病院や開業医レベルでも、その準備と無縁ではいられないのです。

オンライン診療の発展と課題

新型コロナのパンデミック対応で、〝改めて〟認識された課題もあります。
以前からオンライン診療の推進は提言されていましたが、コロナ禍においてその重要性はリアリティを伴って認識され、実際に多くの場面で活用されました。パソコンやスマホ越しの診察を初めて体験した方も多かったことでしょう。コロナ前までは医療提供側にも患者側にも〝様子見〟の雰囲気がありましたが、「なんとかして診療したい（受けたい）」というニーズに押されるかたちでオンライン診療は一気に普及が進んだのです。

そのメリットや利便性を医師と患者の双方が実感したことは大きな意味を持ちます。今後、新型コロナの流行が完全に収束したとしても、後戻りすることはないでしょう。オンライン診療であれば、医療従事者が感染するリスクを避けられますし、患者の自宅を車などで順番に移動する必要もないので、効率よく診察・診療ができます。患者側も、発熱や倦怠感などに耐えながら医療機関まで足を運ばなくて済みますし、通院中に誰かを感染させることもありません。感染症に限ったことではなく、医療提供側もオンライン診療で十分に対応できるケースは多くあるという手応えを感じたことでしょう。患者側も「画面越しであっても医者に診てもらえた」という安心感が得られたと思います。

一方で、医療側には責任が伴うため、オンラインのみでの診療に限界を感じているのも事実です。

オンラインでは聴診や触診ができません。体温や脈拍、酸素飽和度などは患者自身で測れますが、基本的には「患者が語る症状」から診断することになります。仮にその患者が5時間後に死亡したら、「医師の診療に問題があった」として訴訟を起こされる可能性があります。かといって、そのリスクを避けたいがために（リアル診療なら呼ぶ必要もなかった）救急車を要請すれば、今度は救急医療に大きな負荷がかかってしまいます。来院を求めるケースとオンラインで診療するケースの使い分けは、精度を高めていく必要があります。

システム上の懸念としては、オンライン診療が「不正の温床」になる可能性があります。ネット上のやり取りだけで完結するオンライン診療は診療実態が曖昧になりがちなので、架空請求が起きやすい環境といえます。国民の信頼を損ねないためにも、不正ができないようにする対策を講じなければなりません。

とはいえ、総合的に見ればオンライン診療へのシフトにメリットが多いことは紛れもない事実です。リアル診療とオンライン診療の使い分けをはじめとして、医師側と患者側が知識と理解を深めていくことが望まれます。

「電子カルテ」の共有には信頼が不可欠

新型コロナの自宅療養者を診察する医師間での情報共有の難しさは先に触れたとおりですが、電子カルテの共有方法も〝改めて〟認識された課題のひとつです。これまでは患者に関する情報を共有する仕組みが脆弱で、電子カルテの標準化や個人情報の取り扱いについて整理されていませんでした。

この問題は徐々に解決されています。第2章末のコラムで目々澤肇先生が解説されたように、東京都医師会は都全域を1つの電子的医療圏ととらえる「東京総合医療ネットワーク」を立ち上げ、都内医療機関同士による電子カルテの相互閲覧を目指すネットワークを構築しようとしています。

患者に「医療情報を複数の医療機関で共有してもよいか」と同意を得る必要があるのは大前提ですが、コロナ禍では共有にあたって複雑なケースもあったようです。たとえば、「心筋梗塞」の既往歴は知られてもいいが、「コロナに感染したことが広まるのは嫌だ」という方が実際にいたようです。既感染者が増えた現在では「コロナ感染歴」で差別を受けることは滅多になくなりましたが、第5波の頃までは感染すると「対策を怠っていた」「ステイホームを守らなかった」などと、周囲から非難されかねない雰囲気がありました。

次に起きるパンデミックでも、同じような状況が生まれる可能性があります。不安になっている患者に「情報は医療従事者しか見られないし、診療に必要な情報です」と説明しても、医療従事者への信頼がなければ同意を得られないケースもあるでしょう。

従来の通院・入院医療に在宅医療やオンライン診療を加えていくには、患者情報を共有するシステムの構築は不可欠です。医療のＤＸ化（たとえば感染症の動向調査や、電子カルテとの連動による簡便な報告、オンライン診療の活用など）

DXの推進で医療はどう変わっていくのか

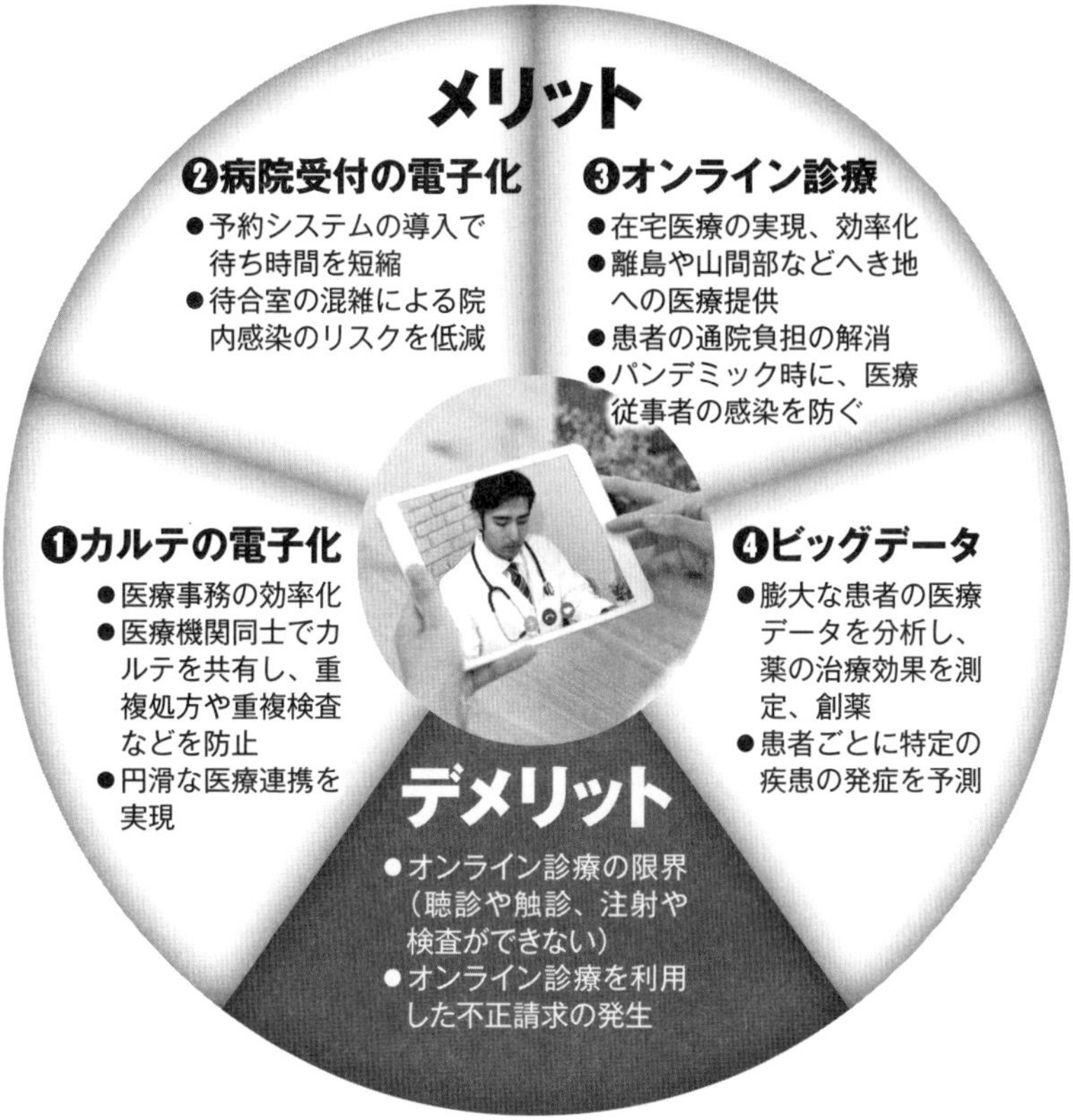
メリット
❷病院受付の電子化
●予約システムの導入で待ち時間を短縮
●待合室の混雑による院内感染のリスクを低減
❸オンライン診療
●在宅医療の実現、効率化
●離島や山間部などへき地への医療提供
●患者の通院負担の解消
●パンデミック時に、医療従事者の感染を防ぐ
❶カルテの電子化
●医療事務の効率化
●医療機関同士でカルテを共有し、重複処方や重複検査などを防止
●円滑な医療連携を実現
❹ビッグデータ
●膨大な患者の医療データを分析し、薬の治療効果を測定、創薬
●患者ごとに特定の疾患の発症を予測
デメリット
●オンライン診療の限界（聴診や触診、注射や検査ができない）
●オンライン診療を利用した不正請求の発生

は地域包括ケアに必要なだけでなく、集積したビッグデータから疾患の発生状況を解析したり、治療薬の効果を確認したりと、さまざまな研究へ活用できます。それは最終的に一般の方々にも大きなメリットをもたらします。ですから、平時から電子カルテの共有化を進め、患者にもその利点を実感してもらうことが大事です。

パンデミックの際には、SNSなどを通じて誤った医療情報が拡散する事態も経験しました。新型コロナが〝死亡者も出るような未知のウイルス〟だったことで不安や恐怖が広まったうえに、医療提供側も確実な情報を伝えられなかった(伝えられたとしても情報が少なかった)ことが大きな理由でしょう。電子カルテによる医療情報の共有は「患者から医療機関への情報提供」だけでなく、「医療機関から患者への正しい情報提供」にも役立つツールとしても整備を急がなくてはなりません。

「感染症以外の患者」を切り捨ててはならない

パンデミックを経験して医療提供体制全体に浮かび上がった課題は、「医療需要の急激な増加や変化に医療機関がいかに対応していくか」という点です。

感染症で重症化した患者はまず急性期の病院で治療を受け、回復した後は慢性期患者を診る病院へ移すか、在宅医療に切り換えることになります。急性期対応の医療機関に患者が留まって、病床を埋めないようにする必要があるからです。

慢性期の病院では感染対策を充実させ、地域では介護や生活の支援体制をつくります。退院後の患者の受け入れを行えるような仕組みを、平時から具体化しておくということです。地域の基幹病院と医師会との間で、医療連携の強化に向けた人材交流も、平時のうちに進めておかなければなりません。

パンデミックが起きて感染症患者が急増すると、感染症以外の一般診療や重症者への診療ができなくなることも問題です。欧米諸国では、医療機関がコロナ対応にシフトしたことで、強制的に病床から出された患者が自宅で亡くなるという悲しい事例が数多く発生しました。在宅医療に対応できる態勢が、各患者の生活圏内（地域レベル）では用意されていなかったことが原因でした。

感染症対策を整えるということは、同時に「感染症以外の患者」の受け皿をつくることでもあります。すでに第2章で香取照幸先生が詳しく解説した「地域包括ケア」は、まさにその仕組みといえます。

同時に、感染症が専門ではない医師や看護師に対して、感染症治療に関する教育機会を提供し、量的にも質的にもパンデミックに対応できる人材を増やして戦力化していくことも大事です。介護や医療を支える関連サービス（清掃も含まれる）の人材に対しても、感染症対応の教育や支援を提供し、感染症治療後の患者のケアや生活支援に参加してもらえるようにする――そうした教育や支援には都医師会の積極的な関与が求められます。

「未就業看護師」は地域包括ケアの重要な担い手

中でも人材育成や支援において注目されるのは「看護師」です。

在宅医療を担うために「在宅医」を増やす必要があることは確かですが、看護師は医師と同様、あるいはそれ以上に重要な役割を担います。実際にコロナ禍の在宅医療では、医師の指示を受けて訪問看護を行う「訪問看護ステーション」が多大な貢献をしました。

医師の増員はすぐにはできませんが、看護師の〝増員〟は考え方次第で可能です。日本では約80万人の看護師が医療機関などで働いていますが、それとは別に就業していない有資格者が約40万人いるからです。合計すると約120万人で、医師の4倍に当たります。「病院でのフルタイム勤務は難しいけれど、空いている時間に訪問看護の派遣業務ならできる」という看護師は一定数いると思われるので、そうした人材に地域包括ケアの戦力となってもらうことを考えるべきでしょう。看護師の仕事から離れている理由には、就業環境への不安や勤務地希望のミスマッチがあるわけですから、それらを解消するための支援策も合わせて求められます。

パンデミック発生時には現役の医療従事者に対する支援も必要です。平時でさえ医療従事者は過重労働が指摘されていますが、有事においては医療需要の急増で業務が増大するうえに、自身が感染する不安もつきまとい、離職につながることがあります。医療従事者がモチベーションやメンタルヘルスを維持し続けられるような働き方を整える必要もあります。

医療需要の急増に対応するためには、技術的なバックアップ体制も平時のうちに準備しておかなければなりません。具体的には、検査機器や人工呼吸器、薬剤、透析装置などの備蓄などが挙げられますが、それらを扱える人材の育成ができなければ〝宝の持ち腐れ〟になってしまいます。人員（医師や看護師）の確保、働き方の整備、そして技術的バックアップをセットで考えなければ、有事に機能する医療提供体制は築けないのです。

「臨時医療施設の設置」は行政の行動力が問われる

「組織」「施設」としての対策についても考えていきましょう。

新型コロナのパンデミック対応では、政府や東京都は「新型インフルエンザ等対策行動計画」をベースに対策を実施しましたが、流行の波が起きるごとに状況が変化し、行動計画で規定された対策が実態にマッチしない状況が生まれました。

医療従事者たちは臨機応変に対応したとはいえ、規定や指針の範囲を逸脱する行為はできません。柔軟な運用ができるようにするためには、新型コロナ対応の教訓をもとに「新型インフルエンザ等対策行動計画」の早急な改定が必要です。TMA近未来医療会議では、政府（厚生労働省）や東京都に対して見直しを求めていきます。

序章で尾﨑治夫・東京都医師会会長が言及した「有事を想定した臨時医療施設の設置」も検討する価値があります。

新型コロナのパンデミックでは、日本の医療の〝余裕のなさ〟が露呈しました。民間病院が主体の日本の医療提供体制は、平時から〝ギリギリの状態〟で回っています。そこに医療需要の急増が発生すれば、パンクするのは当然です。とはいえ医療機関側も経営を成り立たせなければなりませんから、行政がさらなる負担を求めるのは現実的ではありません。

そこで国や都が主体となり、有事（パンデミックや大災害など）に対応する専門の医療機関を設立し、平時には感染症治療などに対応できる医療従事者育成の訓練施設とする案が考えられます。東京都の規模であれば500床の病院を数か所、計1000～2000床ほどを整備するような想定です。

　こうした医療施設を民間で設立することは極めて難しいので、やはり国や自治体の決断力、行動力に委ねるしかありません。医療提供側の切実な声を伝えると同時に、建設的な提案として医師会が働きかけていくことが大切になってくるでしょう。

　民間の医療機関が有事対応に参加するには財政的な体力も必要です。感染症患者を受け入れる救急外来の設置や、クラスター発生を防ぐための入院病床の個室化は、公的な資金援助がなければ実現は難しいでしょう。民間医療機関の責務を増やすのであれば、それに応じた財政的支援もセットで考えていかなければなりません。そうしたことはやはり行政（厚生労働省や東京都）の重要な責務といえます。

都民とメディアに求める「ヘルス・リテラシーの向上」

ここまで提供側の課題を取り上げてきましたが、最後に利用者（患者）側の課題についても言及したいと思います。医療提供体制を支えるのは、医療従事者や行政だけではありません。平時・有事にかかわらず、医療機関を受診する都民の皆さんが果たす役割も大きいはずです。受療行動に対する意識が変われば、医療提供体制にはかなりの余裕が生まれるからです。

医療のリソースには限りがあります。とりわけ有事においては平時と同水準の医療サービスを受けられない現実を理解していただかなくてはなりません。医療は社会の共通資本であり、適正で効率的な利用がなされなければ医療は崩壊します。それは結果的に患者の多大な不利益となるでしょう。逆にいえば、都民のヘルス・リテラシーの向上によって医療崩壊を回避することは可能だということでもあるのです。

一例を挙げるなら「セルフメディケーション」の推進です。

２０１７年1月から始まった「セルフメディケーション税制」は、健康の維持・増進および疾病の予防のためにスイッチＯＴＣ医薬品（要指導医薬品及び一般用医薬品のうち、医療用から転用された医薬品）を購入した際に、所得控除を受けられる制度です。個人が健康維持に積極的に取り組んで受診する回数を減らせば、医療機関にも余裕が生まれます。不必要な受診や重複受診を減らすことの重要性は第1章、第2章でも触れましたが、新型コロナでの医療崩壊（すなわち需要過多によるパンク）を目の当たりにしたことで、受診者側にもその重要性はより理解されるようになったと思います。

利用者のヘルス・リテラシーを向上させるためには、メディアによる啓発活動も大切です。特に「正しい医療情報の提供」をマスコミ関係者には求めたいところです。コロナ禍の初期には「いたずらに恐怖を煽る」「間違った情報の流布」などが起き、ワクチンやマスクを巡る問題では、国民の分断を誘発するような報道も少なくありませんでした。対応にあたった医療従事者を非難・差別するような酷い報道もありました（医療従事者の貢献や努力を伝える記事もあったのですが）。

もちろん正しい医療情報の提供は、行政や医師会による積極的な発信が前提となりますし、不都合な情報を隠すようなことがあれば信頼は得られません。情報を「発信する側」「広める側」、そして「受け取る側」がそれぞれにリテラシーを高めていかねばならないのです。

＊

第3クールの作業部会に参加した医師たちからたびたび声があがったのは、新型コロナの流行（特に第6波と第7波）で発生した事態は、「2040年の東京に起こることを先んじて経験した」という実感でした。そこで得られた貴重な教訓をもとに、有事を想定し、かつ将来的な平時の医療提供体制を考えていく必要があります。

一方、約3年間にわたるコロナ禍で「今まで進まなかったこと」が実現するようになりました。オンライン診療はその代表的な事例ですが、必要に迫られれば物事は動き出すものです。新型コロナの流行は人の命や学校生活、経済的利益といった多くのものを奪いましたが、「コロナによって学んだこと、覚えたこと、進歩したこと」は発展させていかなくてはなりません。

第3章で提示した課題や提言の一部は、すでに法改正などに盛り込まれている内容もあります。医療の枠を超え、介護や生活支援などの横展開として広がる動きも起きています。医療に関わる人々が主体性を持って取り組んでいく必要がありますし、国や東京都もこの提言に耳を傾けて制度・組織改革に取り組むべきでしょう。東京都は２０４０年に向けて、医療や介護の需要がさらに増加する見込みが示されており、中期的な視野を備えた議論を継続していかなければなりません。医療従事者だけの枠組みではなく、東京都や国、都民とも連携や対話を継続することが求められます。

医師の視点から③

「〝ビル診〟でのコロナ診察」――悪戦苦闘から見えた課題と希望

医療法人社団野村医院理事長／板橋区医師会理事　野村　和至

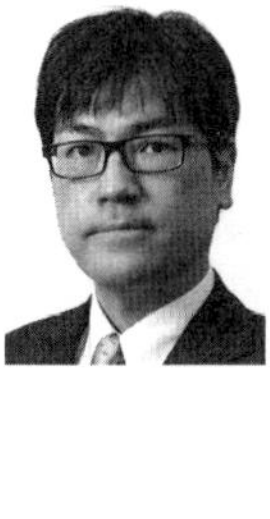

東京都医師会の調査によると、都内診療所の5割以上はいわゆる〝ビル診（ビル内診療所）〟で、他の入居者との関係で感染症対応が難しい状況にあります。当院（野村医院）も板橋区内のビル2階にあり、玄関やエレベーター、階段などは他の入居者との共用です。

そうした状況下で、当院がコロナ禍にどう対応したのかを振り返ります。

きっかけは、診療所内でのコロナ感染の発生でした。２０２０年の初めから感染者が徐々に増加していく中、同年4月にかかりつけ患者が待合室で体調の異変を訴えたのです。勤務していた非常勤医師が診察すると、体温は38度台、酸素飽和度は80％台で低酸素血症を起こしており、胸部CTを撮影すると肺全体にすりガラス状の陰影が認められました。

隔離して救急車を呼んだのですが、「受け入れ病院がないので対応できない」と断られてしまいます。当院でも入院可能な病院を探しましたが、6時間経っても見つかりません。仕方なく、ご家族に「症状が治まらなければ、ご自宅から救急車を呼んでください」と説明して帰宅させました。自宅から救急車を呼ぶと、救急車に同乗するコーディネーターが空いている病院を探してくれる、いわゆる「東京ルール」が適用されるからです（医療機関からの通報では適用されない）。この患者は翌朝、ご自宅から救急搬送され、入院することができました。

さて、当院が大変だったのはここからです。対応したスタッフ2名は「濃厚接触者疑い」として自宅待機になり、診察した非常勤医師は自身の家族への感染防止のために1か月の休暇を申し出ました。感染者への対応の難しさを目の当たりにし、私もスタッフも大きなショックと不安を感じたのです。

それ以前から当院ではかかりつけ患者を対象にPCR検査を実施していましたが、この一件を受けて、コロナ疑いの患者を隔離室で検査、診療をするための詳細なマニュアルを作成しました。

ところが、その内容にスタッフから不満が噴出したのです。当時はPPE（個人用防護具）が不足していたことから、マニュアルでは「検査をする時だけPPEを着用」としたのですが、「検査をしない発熱外来対応でも必要」との声が上がり、一部の非常勤医師には発熱外来での診療を拒否されてしまいます。

そこで、発熱外来では看護師だけがPPEを着用して隔離室に入り、医師は院内のタブレットとパソコンによる遠隔診療としました。しかし、患者ごとの消毒やPPEの着替えなどで時間を要し、1日に5人前後しか対応できませんでした（感染疑い患者の検査・診察には午前と午後で計2時間を充てていました）。それに加えて、発熱外来の設置で一般の患者さんが当院を敬遠するようになり、病院経営はどんどん悪化していったのです。

そうした事情もあり、同年11月からは発熱外来を初診でも受け入れることにします。その頃から抗原検査やＰＣＲ検査に補助金が出るようになったので、積極的に検査を実施する方針へ変更しました。

そこで懸案となったのが、施設の構造上の問題です。かかりつけ患者やスタッフと、コロナ疑いの患者が玄関やエレベーターを共用せずに済むよう、1階の駐車場にボックスを設置して〝簡易検査場〟とし、「電話やオンラインで問診→簡易検査場で検査」という態勢にしました。これによってかかりつけ患者やスタッフの安全を確保しつつ、１日あたり20名超の診察、検査が可能となったのです。

今回のコロナ禍では、診療所レベルでも「スタッフに対する院長のリーダーシップと説明力」が問われたといえます。小さな不安が大きな不安を誘発するため、「スタッフとの密な情報共有、意思疎通」も重要でした。混乱の

ビル内診療所（野村医院）が設営した「コロナ検査」の動線

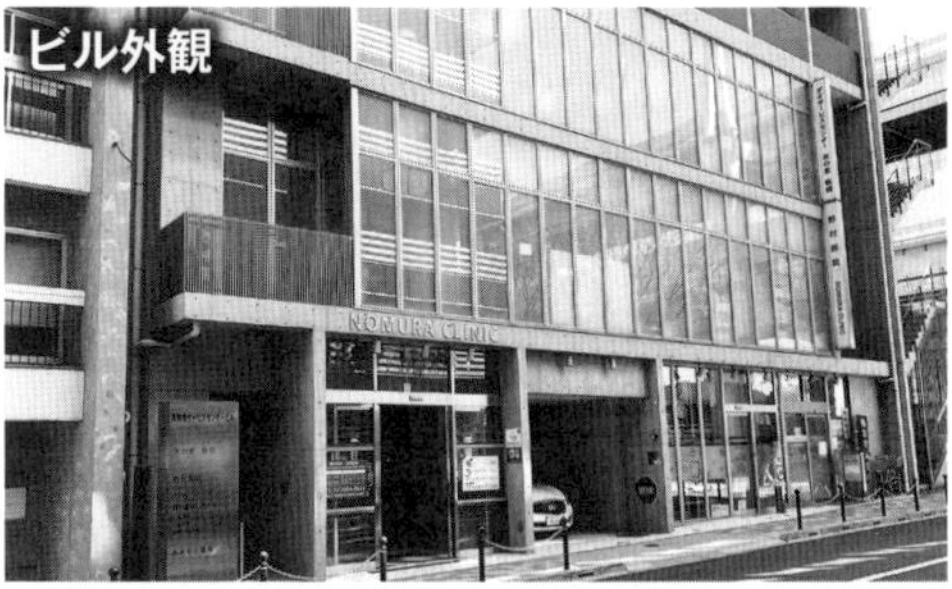
ビル外観

ビル２階に入居する野村医院は、１階のテナントや３階のデイサービスセンターとエレベーターなどを共用している。そのため、１階にある駐車場の一部をボックスで仕切り、患者（感染疑い患者）と医療スタッフが接触せずに検査できるようにした。

患者側入り口

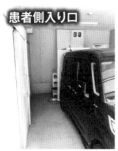

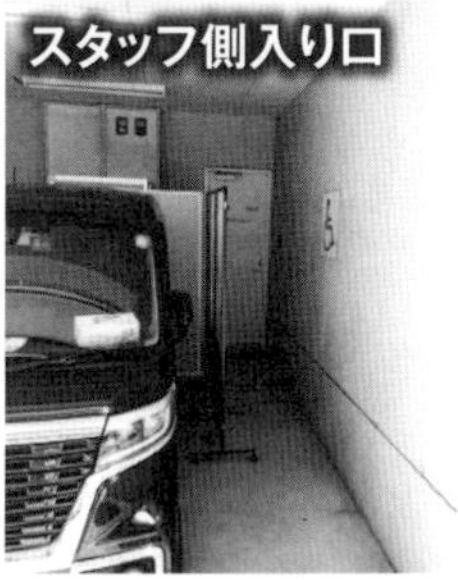
スタッフ側入り口

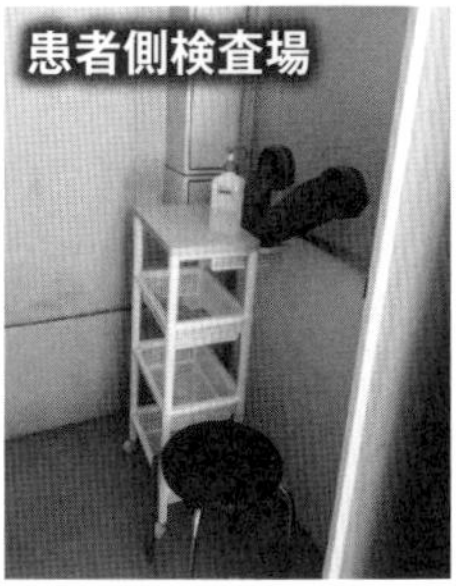

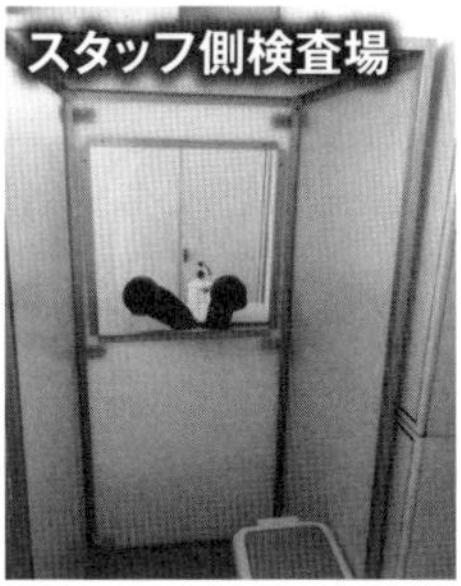
スタッフ側検査場

中で紆余曲折はあったにせよ、〝ビル診であっても感染症対応はできる〟と諦めなかったスタッフにも感謝したいと思います。

さらにいえば、医療でのＩＣＴ（情報通信技術）活用などに以前から取り組んでいた施設にはアドバンテージがあったと思います。想定外のコロナ禍に対応できたクリニックと、そうでないクリニックとの間に、今後は格差ができていくでしょう。そして「変わろうとする診療所」をサポートすることは、東京都医師会としても重要なテーマになっていくと思います。

第4章　医療保険制度の「持続可能性」を高める

東京から提言する「最大多様」に応える「近未来の医療」

東海大学健康学部教授　堀　真奈美（第4クール座長）

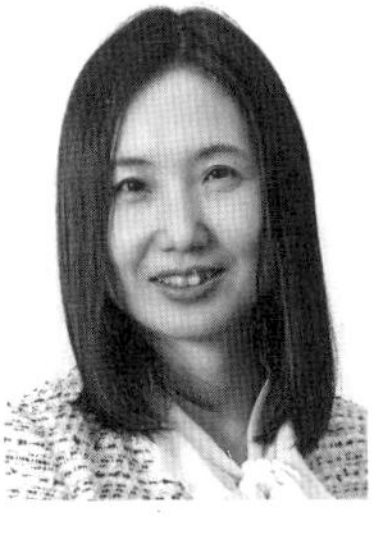

「医療資源には限りがある」という現実

医療とは何のためにあるのか——この問いは1年間にわたったTMA近未来医療会議での共通したテーマでした。

第一義的にはもちろん「患者の病気や怪我を治すため」ですが、第1クールから第3クールまでの議論を踏まえて浮かび上がってきたのは、「人々の暮らしを支える」など「医療には『多面的な価値』がある」ということです。いつでも、誰でも、どこにいても、必要な医療サービスを受けられることは、人々が安心して働き、学び、生活していくうえで極めて重要な社会基盤ともいえます。

しかし、医療資源には限りがあります。日本の人口構成上、最も大きな割合を占める団塊世代はすでに後期高齢者になり始めました。そして2040年には団塊ジュニア世代も全員が65歳を迎え、日本の高齢化率は35・3%以上になると予測されています。こうした近未来を考えると、医療のニーズ（専門家が判定する医学的な必要性）のみならず、ディマンズ（患者・市民が医療サービスに求める要求・要望）も大きく増えることが想定されます。限られた資源のなかで、増大するニーズやディマンズにどのように対応するかが重要な課題となっています。

この課題をより深刻なものとするのが、少子化の一層の進展、人口減少スピードの加速化です。２０２２年の出生数は80万人を割り込み、「人口動態統計」の調査開始（１８９９年）以来最少となりました。このペースが続けば、２０４０年時点で20～64歳の人口は全体の約半数にまで減少すると推計されています。

現役世代の割合が下がると、高度経済成長期の１９６１年に成立した国民皆保険の存続基盤の維持も難しくなってきます。なぜなら国民皆保険は「多数の現役世代が、少数の社会的弱者や高齢者を支える」ことを〝暗黙の前提〟としていたからです。それが崩れてしまえば、「社会基盤としての医療」の持続可能性は非常に脆弱になっていくでしょう。

人口減少が加速する中、医療・介護業界以外でも人材不足が見込まれており、ただでさえ医療資源の偏在・散在が構造的な課題となっている医療提供体制においては、「人材の確保」のほうがより深刻な問題です。

医療資源がなければ、「ない袖はふれない」のです。しかし医療資源に限りがあるからといって、「ニーズを完全に無視して、受けられる医療サービスを強引に資源の範囲に制限する」といった方策を採れば、医療の存在価値そのものが毀損されてしまいます。コロナ禍で一部の医療機関の対応に不満が集まったのは記憶に新しいところです。

今後、2040年までの間に増加する高齢者人口の約7割が都市圏居住者であると推測されています。都市規模別に65歳以上人口の推移を見ると、都市規模が大きいほど65歳以上人口の伸びが見込まれています。つまり、これまで日本全体を「支える側」だった大都市で、地方を支える余力が失われていく可能性もあります。東京の医療提供体制のあり方は、東京だけではなく、今後の日本の未来を左右するものになるといっても過言ではないのです。

これからの人口構成を踏まえると、増加する高齢者医療費の財源負担を誰に、どのように求めるかの議論も重要になります。しかし、その前に「そもそも私たちは近未来の医療に対して何を求めるのか」「今のままの医療提供体制でいいのか」を改めて問い直す必要があります。つまり、「限りある医療資源をどう賢く有効に活用するか（仮に不足する場合はどうするのか）」が重要な課題となります。そして、最終的には、医療におけるさまざまな関係者・ステークホルダーの固有の利害を超えて、それぞれが未来社会に責任を持つ当事者として、「現在と未来のニーズやディマンズに対応できる医療提供体制をどのように構築していくのか」を考える必要もあるでしょう。

最大「多様」に向き合う医療とは

これまでの医療はどちらかというと、「最大多数の最大幸福」を実現することを理想としていたところがあると思います。

「最大多数の最大幸福」という概念は、イギリスの哲学者であるジェレミー・ベンサム（１７４８〜１８３２）らが提唱したもので、政治や道徳の指針となるのは「社会の最大多数の人が、最大限の幸福を得られることが望ましい」とする価値観（功利主義）を基準とすべきとしました。政策などを決める際には、ボリュームゾーンにいる人々が最大限に幸福になるような方策を選ぶべきだとする考え方で、多数決による民主主義もそれを具現化した制度のひとつといえます。

功利主義については賛否両論あるかと思いますが、「最大多数の最大幸福」という概念は、大多数が標準的な幸せを望むような社会であれば、ある程度、成立するといえるでしょう。少数派の幸せは軽視、無視されがちになりますが、「資源が有限である以上、限界がある」という割り切りも合理的といえるかもしれません。

しかし、現代社会では圧倒的な大多数が標準的に必要とするもの、あるいは望むものが一致するとは限りません。人々が医療に求める内容も、個人の価値観、ライフスタイル、心身の状態、働き方はもとより、社会経済環境といった外的要因にも影響されるので、多様化が進んでいます。

以下はあくまで概念的なたとえ話にすぎませんが、人々の望みが10段階で「4〜6」の範囲に集中的に収まっているとすれば、平均である「5」のサービスを提供すれば誰もが概ね満足します。最大多数の最大幸福につながるかもしれません。しかし、幅が広がって「1」や「9」を求める人々も一定数存在している場合、全体の平均として「5」のサービスを提供しても、ほとんどの人は満足しません。そして多くの人が望まない「5」のサービスは無駄になってしまいます。

今後はこれまで以上にニーズ、ディマンズともに多様化することが見込まれますが、すべてのニーズ、ディマンズに対して、画一的、全国一律的に医療保障として対応することには、資源・財源面の両方において限界があるのではないでしょうか。

TMA近未来医療会議の第4クールでは、菅原琢磨先生（第1クール座長）から「最大多数の最大幸福」から「最大多様の最大幸福」に転換する必要性が提唱されましたが、多様なニーズ、ディマンズに対応できる医療提供体制を考えるうえで重要なことは、すべての人を平均化する考え方から脱却することではないかと思います。無論、どこの医療機関でも標準的な医療サービスを受けられるようにすることは大前提ですが、個人ごとに最適化したパーソナルヘルスを実現するという発想も重要になってくるでしょう。

これまでは医療に対して何が求められているのかを「見える化」することは実質的には極めて困難でした。しかし、医療ＤＸが進展すると、これまで見えてこなかった多様な価値を可視化し、その可視化された価値を追い求める個々人に対応するかたちで、医療を提供することが容易になってくると考えます。患者・市民自身の選択によるマイナポータル（行政手続きのオンライン窓口）の活用や、保険者・事業者とかかりつけ医機能を持つ医療機関との情報共有・連携ができるようになると、データの蓄積・活用を通じて、子供から高齢期まで生涯を通じてフォローすることも可能でしょう。

また、「Ｓｏｃｉｅｔｙ《ソサエティ》５・０（仮想空間と現実空間の融合により経済発展と社会的課題の解決を図るシステム）」の推進が叫ばれていますが、近未来の新しいテクノロジーによって、これまでにない新しいケアも実現可能となることが期待されます。

選択肢が乏しい人生最期の暮らし

最大多様に向き合うというのは、デジタルやテクノロジーだけですべて片付くような単純な話ではありません。これまで以上に、個々人の価値観の多様性が表れるのは終末期の暮らしを支える医療のあり方かもしれません。「人生の最期をどこで迎えるか」は、人生の暮らし方に対する本人の意思決定であると同時に、それを支える医療に対する意思決定でもあります。

「どのような状態であっても、１日でも長く生きたい」という人がいる一方で、「死期がいつかよりも、ＱＯＤ（クオリティ・オブ・デス＝死の質）が何よりも大切」と考える人もいます。「最後の最後まで、１％の可能性でもあるならば高度先端医療を」と希望する人がいれば、「延命治療だけはしてほしくない」「静かな最期を迎えるために、耐え難い痛みをとることをメインとするターミナルケア（終末期医療）を」という人もいるでしょう。

高齢者に対するさまざまなアンケートで「どこで最期を迎えたいですか？」という質問を設定すると、大多数の人が「自宅」、あるいは「自宅のある地域」と答えます。終末期は住み慣れた自宅で過ごし、家族に看取られながら最期を迎えたいと考えるのは、人のごく自然な感情です。しかし厚労省の調べによると、現実にはおおよそ7割が病院で亡くなっています。

在宅で終末期の医療体制を整えるのは難しく、医師側としては「この状態で自宅には帰せない」と考えることも少なくないでしょうし、結果的に死期を早めてしまう事態になれば訴訟リスクも想定しなくてはなりません。そうした事情に鑑みれば、医師側は在宅医療（看取り）というメニューを容易には提示できないでしょう。終末期の暮らしや医療を支えるのは、医療従事者側だけの責任で担えるものでもなく、本人の自己決定、家族・後見人などの理解と意思決定に参画できる環境づくりが重要となります。

多様化は「地域軸×時間軸」で考える

必要な時に、自分にとって最適と考える医療・介護を受けられるような体制を整えていくには、それぞれの生活エリアを踏まえた「地域軸」と、過去・現在・未来という「時間軸」を意識していかなければなりません。

東京都はコロナ禍の間に人口が減少していましたが、２０２２年には3年ぶりに反転して転入超過となり、今後も当面は増加が続くと見込まれています。

しかし同じ都内であっても医療資源は偏在しており、地域ごとに人口の年齢構成も異なります。全国平均の高齢化率（約29％）を超える自治体は東京都に１つもありませんが、同じ23区でも中央区や港区、千代田区のように10％台と人口構成の若い自治体がある一方で、足立区、葛飾区、北区のように都内全体の平均（約23％）よりも高い27％超の自治体もあります。大田区や世田谷区、新宿区などの都市部でも、町丁目単位ではすでに高齢化率50％を上回り「限界集落」といえるエリアも一部にあります。23区外の都西部の自治体は高齢化率が相対的に高いですが、これには高齢者施設などの設置数の影響が少なくないでしょう。

そうした地域ごとの特性を見極めたうえで、それぞれに適した医療提供体制を考える必要が出てきます。

「時間軸」の意識とは、人口構成が変化していく未来を考えた時に、医療提供体制を整えるまでのリードタイム（所要時間）を考慮して、緊急性の高い課題から順番に解決していくことです。

ＴＭＡ近未来医療会議では第1クールから第3クールまで、「かかりつけ医機能」と「地域包括ケアの制度整備」が重要であるという議論がされてきました。もちろん私も全面的にその考え方に賛同していますし、推進すべきだと考えます。ただし、いきなりすぐに全国すべての地域で、同じように実効性が担保されるとまでは思いません。

地域ごとに異なる医療資源の状態に合わせてかかりつけ医機能を発揮できるように、医療ＤＸによるＩＣＴ整備は必須条件となるでしょうし、医師や看護師などの研修・人材育成、医療・介護を提供する側と患者・利用者側の意識変革も重要になってきます。これらを推進する主体として、都道府県をはじめ、地域における医師会、保険者、その他の関係者で構成される地域医療構想調整会議の重要性は、一層増すのではないでしょうか。「地域で治し、支える医療」を実現するには、医療関係者だけでなく、地域の多様な関係者の連携協力・理解が求められます。

近未来の2040年を想定するのであれば、「何を、いつまでにクリアしていくか」を具体的に組み立てなければなりません。同時に人口動態や年齢構成をもとに「整備を優先しなくてはならない地域はどこか」も見定めなければ、かかりつけ医機能も地域包括ケアも十分な効果を発揮しません。このように「地域軸×時間軸」の掛け合わせをしながら、医療サービスの多様化を目指すアプローチが求められます。

適切な受診のための交通整理

近未来でも安心して医療を受けられるようにするには、患者・国民の意識改革も極めて重要になってきます。

患者は、医療サービスの消費者・利用者という側面はありますが、〝お客さま感覚〟を持つことに対しては違和感を覚えます。医療サービスは、他の一般的な商品（経済学における「財・サービス」）と異なる特殊性があります。医療資源が有限であることを意識すると無駄遣いや浪費は見過ごせませんし、その財源も多くは〝みんなのお財布〟である「国民皆保険」であることを考慮すれば、大切に利用していく必要があります。そこを意識しないと、「共有地の悲劇（誰でも自由に利用できる資源が、濫用・乱獲によって枯渇を招くこと）」が生じてしまう可能性もあります。

患者は受動的な存在ではなく、むしろ医師とともに医療の意思決定に主体的に関わっていく――すなわち、治療における意思決定に参画していく対等なパートナーとなるように、「エンパワーメント」の必要性があると思いますので、そのための啓発活動が重要になってくるでしょう。

医療機能を完全に無視した自由すぎる受療行動は、適切な受診であるかどうかの保証はできず、患者にとって必ずしもプラスに働くとは限りません。「フリーアクセス」のメリットを全否定するつもりはありませんが、自由開業制とともに、医療資源の偏在・散在といった日本の医療提供体制の構造的な課題をもたらした背景要因になっていることは否定できません。

フリーアクセスのメリットを残しつつ一定の制限を設けるのであれば、一次医療（診療所）、二次医療（中小病院）、三次医療（大病院）と、それぞれの段階ごとにフリーアクセスを認めるような方法が考えられるでしょう。どの医療機関（二次医療）を選ぶかは患者の自由で、そこから二次医療、三次医療の医療機関を紹介してもらう際も患者側が選択することを認めるというものです。しかし、軽症なのに初診で二次医療を受ける、あるいは一次医療の後に三次医療を希望するような〝飛び級〟には制限が必要かもしれません。

現在でも、紹介状なしに大病院を受診する際、選定療養費として一定額が徴収されるようになっており、２０２２年10月１日からは、対象病院に対して保険給付からも一定額を差し引くことになっています。この施策は、全国レベルでの医療機能の分化と連携を推進する施策としては評価できるものですが、ＴＭＡ近未来医療会議での議論では、「大規模病院の多い東京の場合、紹介や逆紹介が必ずしも機能していない」という声もありました。

救急医療などは例外ですが、症状に応じた医療機関を受診する〝交通整理〟の仕組みは、患者側と医療提供側双方にとって、医療資源の有効活用という意味で重要ではないかと考えます。そのための第一歩はかかりつけ医機能の実装化にあると思います。

患者側の「不安」「不信」を取り除くには

患者側の意識変革を促すうえでは、彼らの置かれた環境にも十分な理解と配慮が必要です。医師と患者の間に専門知識の格差が生じる、すなわち「情報の非対称性」のある医療サービスの利用において、医療提供側の都合だけで制度やサービスを変えても、それが患者側の実情に沿っていなければ患者の不安や不信が募り機能しないからです。

フリーアクセスの弊害として〝ドクターショッピング〟が指摘されますが、必ずしも買い物感覚であちこち受診しているとは限りません。自らに起きている症状がなかなか改善しないことに不安を感じて複数の医療機関を回った末に、「大きな病院なら間違いないだろう」と大学病院などを受診してしまう人は少なくないと思われます。

いわゆる〝コンビニ受診〟も問題視されています。軽症にもかかわらず夜間や休日に受診する行為を指しますが、救急搬送など緊急性のある患者に対応するためのリソースを毀損してしまいます。

これは、医学的なニーズに照らし合わせてみると不適切な受診となりますが、一方でディマンズはあります。たとえば日中は仕事で忙しいシングルマザーで、夜の時間帯にしか子供を病院に連れて行けないといった事情を抱える人は少なくありません。日中の受診に誘導するために夜間や休日の診察料は割高に設定されていますが、非正規雇用で働いている人などは仕事を休むと収入減に直結するケースが多いので、割高であっても夜間や休日の受診を選択するのは金銭面で合理的ということになります。また、多くの場合、子供の医療費は2割未満（自治体によっては補助により無料）となっていることから、それを止める手段もありません。

そうした状況を変えるために、医療提供側の都合だけで「夜間・休日の割増料金を上げる」というような方法を取れば、社会的弱者をさらに追い込んでしまいます。雇用環境の改善など、医療の枠を超えた対策や調整が必要になってきます。いずれにしても、患者の合理的判断が適切な受療行動につながるような制度設計が求められているといえます。

フリーアクセスを最大限に利用する人々を「けしからん」と断罪するのは簡単ですが、それでは問題の解決にはつながりません。おそらく大半の人は、自分の行動で医療資源を浪費しているという意識を持っていませんから、「なぜダメなのか？」と戸惑うだけかもしれません。

患者側にも納得してもらえるよう啓発活動を進めると同時に、かかりつけ医機能を持つ医療機関を誰もが選択できるようにすれば、「情報の非対称性」を背景にした患者の不安による行動を減らせるのではないでしょうか。

負担能力に応じた「全世代型社会保障」とは

高齢者にかかる医療費を、高齢世代内部のリスク分散のみで完全に賄うことは難しく、制度の構造上、現役世代の保険料（支援金などを含む）のみならず、公費負担が増加する仕組みとなっています。公費負担の多くは、国債に依存しており、際限なく国債に依存するというのは、未来世代にツケを回す構造となります。現役世代の減少により、世代間の不公平性を拡大することにもなります。近未来における世代間・世代内での公平性と納得性の確保のためには、特定世代ではなく、全世代が恩恵を感じられる仕組みに転換する必要があるでしょう。

後期高齢者医療制度の財源は、おおよそ「公費5：保険料1：支援金（現役世代の保険料）4：自己負担1」という構成で、後期高齢者以外では概ね「公費2：保険料6：自己負担2」ですから、現役世代が高齢世代の医療費を支える構造となっているのです。

医療費や年金などの社会保障制度の思想は「ゆりかごから墓場まで」と形容されますが、実際のお金の流れを見ると、給付は「生まれて間もない時期」と「高齢になってからの時期」に偏っています。高度経済成長期のように、人口構成で圧倒的多数を占める現役世代が少数の高齢者を支えるかたちであれば、少ない負担で手厚い医療を受けることができましたが、現在は高齢化が進み、人口構成は大きく変化しました。そこへ前期高齢者・後期高齢者医療制度が加わったことで、現役世代の負担はさらに重くなっています。

いたずらに世代間対立を煽るつもりはありませんが、現在の高齢世代は「若い頃の負担は軽く、給付を受ける側になったら手厚い保障を受けられた」という世代です。制度の結果としてそうなっただけですが、それが現在の現役世代の不公平感を招いていることは間違いないでしょう。

第1章で菅原先生が指摘されていますが、日本では1990年から2015年にかけて社会保障支出の国民負担率がほとんど上がっていないにもかかわらず、社会保障支出が急激に伸びています。この構造を温存し続ければ、世代間の不公平感はさらに強まり、若い人たちの未来を奪うことになります。

大学のゼミで教えている20歳前後の学生と話していても、「自分たちが高齢者になった時に、現在と同じ水準の社会保障が受けられる」とは誰も思っていません。学生たちが感じているのは危機感というより、諦めに近い感覚のようです。

TMA近未来医療会議では、近未来に待ち受ける高齢患者の増大にいかに対応

窓口で払う自己負担額は医療費全体の15%

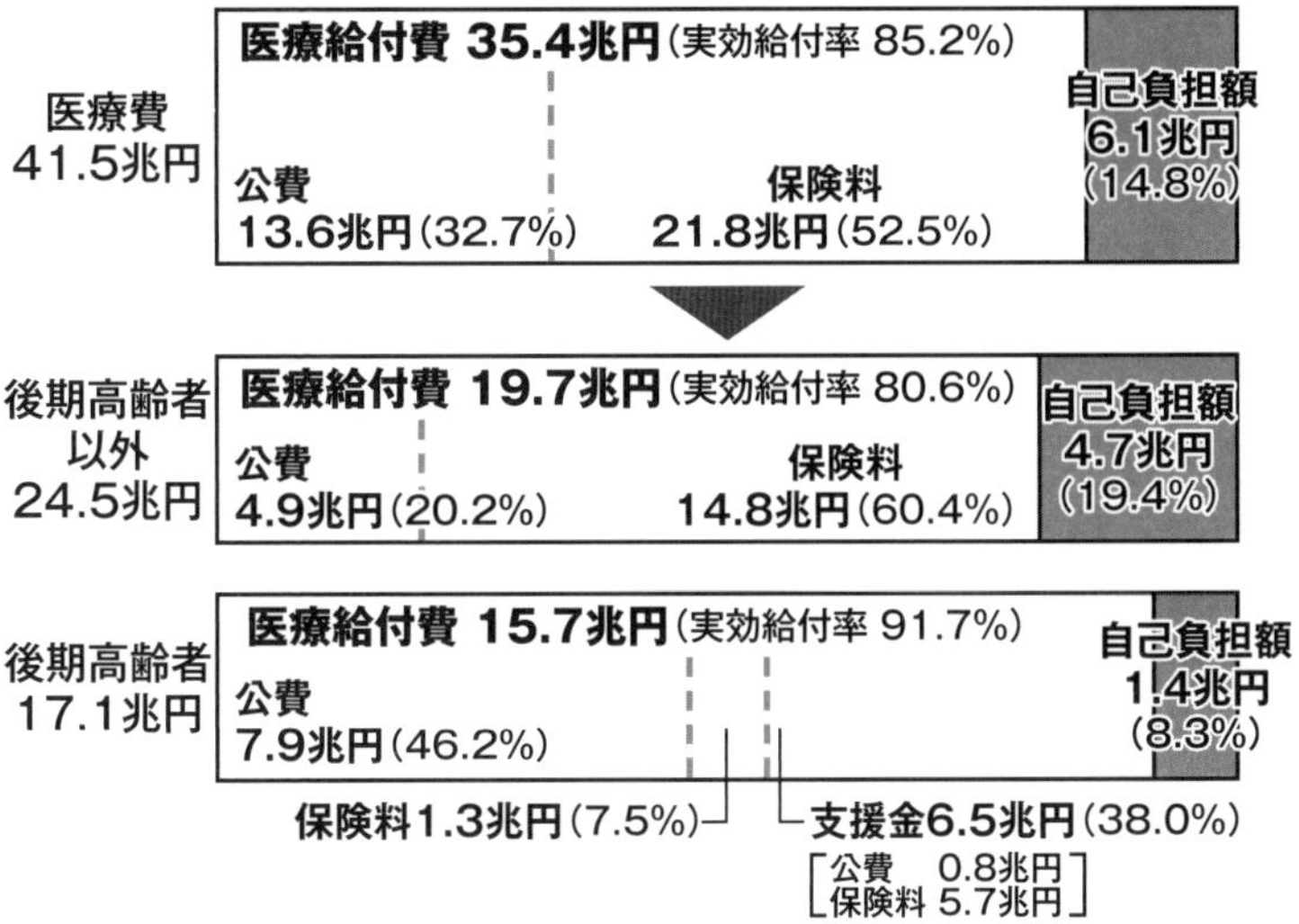

出典：厚生労働省「医療費の財源構成（令和元年度）」

医療費の自己負担額は、患者の年齢や所得によって「受けた医療に要した費用の１～３割」となっており、その他は公費（税金）と保険料で賄われる。公費と保険料を合わせた金額は「医療給付費」と呼ばれる。

国民全体で見ると自己負担率は約15%で、医療給付費（実効給付率）は約85%。原則１割負担の後期高齢者（75歳以上）に限定すると自己負担率は約８%、実効給付率は約92%にのぼる。

医療費というと患者側は「自己負担額」のみを想像しがちだが、実際にはその何倍もの医療費がかかっている。医師や病院側も医療コストについて、患者にわかりやすく説明する努力が求められる。

するかという議論がされてきましたが、その20年後、30年後の最も大変な時期に社会の主力として医療・介護の制度を経済的に支えるのは、今の学生たちの世代に他なりません。その時々で医療サービスが必要な人たちのことを考えるのは重要ですが、その時点になって近未来の医療を検討するのでは遅すぎます。若い世代も紛れもない当事者であり、彼らにも「自分たちの未来の生活に直結する問題」であることを認識してもらう努力が大切になってきます。

若い世代が納得して保険料を支払い続ける環境を整えるためには、彼らも「社会保障の恩恵を受けられる立場」にすることがポイントです。

今や共働きが当たり前になっていて、子育てと仕事の両立で悩みを抱えている世帯は多く、社会保障による支えが手薄になりがちな非正規雇用の労働者の割合が高まっています。現役世代であっても、困った事態が起きた時に必要な給付を受けられるような制度が充実していれば、自分が払っている保険料にしても税金にしても、「高齢者のためだけでなく、自分のためでもある」という実感を持てるはずです。

このように特定の世代だけに給付が集中せず、同時に特定の世代だけに負担が集中することのない社会保障の制度へ移行していくことを考えなくてはなりません。

それが全世代型社会保障と呼ばれる制度です。年齢に関係なく負担能力のある人には応分の負担を求め、やはり年齢に関係なく必要なタイミングで給付を受けられる制度です。そうすることで、20年先でも50年先でも人口構成に過度に依存しない「持続可能な社会保障制度」に近づいていくでしょう。

「高齢者＝社会的弱者」と決めつけない

年齢という軸をある程度取り払って「負担能力のある人が負担する」という仕組みになれば、結果的に高齢者層の負担が今よりも増えることは確実です。ただしそれは「負担能力のある人」に限ります。70歳でも会社を経営してそれなりの収入を得ている高齢者もいます。ＴＭＡ近未来医療会議に参加した医師の方々から現場のさまざまな話を聞きましたが、「後期高齢者の患者さんの中に大変な資産家がおられるが、収入は国民年金だけなので月に1万8000円（外来）しか負担の必要がない」という人も珍しくないようです。負担能力において資産をどのようにとらえるかは重要な課題でしょう。

一方で現役世代、特に就職氷河期世代には、「非正規雇用でしか就職先がない」「正規雇用でも給料は上がらない」という状況に置かれている人がいて、そんな中でも保険料や税金の負担だけは増えています。

この〝不公平〟にも思える状態は、国の制度が〝適正に〟運用されている結果です。だとすれば、制度そのものに矛盾があるといえそうです。

社会的弱者は高齢者だけではありませんし、高齢者を一律に弱者として扱うことも、社会の現状に即していないのです。高齢者の中にも「高齢者扱いされたくない」という人が増えています。健康寿命で見れば昭和の頃と比較して10歳くらい伸びていて、70代でも元気に働ける人はたくさんいます。アメリカのバイデン大統領は米国史上初の80代の大統領として激務をこなしていますし、日本でも80代で〝大物〟と呼ばれる政治家が何人もいます。それでも彼らは社会保障制度のうえでは〝給付が必要な弱者〟となります。

日本老年医学会でも高齢者は一律でないことが指摘されていますが、心身の健康は、社会参加の可能性など社会的な側面と相互作用関係にあります。とりわけ「社会的に高齢者扱いをすることによって、その人が高齢者になっていく」という側面も否定できません。定年制度などによって強制的に現役を引退させられた結果、社会活動をする意欲を失い、体も衰えていく――そんなパターンです。「高齢者＝65歳以上」という固定観念から脱し、年齢を問わず希望に応じて働くことができる社会に転換していく必要もあると考えます。

私の知るある企業では、定年後の再雇用をする際に「健康寿命を伸ばす努力をした人は、給与の下げ幅を減らす」という制度を導入しました。すると、それまで何もしていなかった多くの社員が運動を始めたり、食生活の改善に取り組んだりしたそうです。国の制度としては無理でも、民間企業であればこうした取り組みも可能です。

もちろん努力しても健康を維持できない人は当然いますから、そうした人にはきちんとした保障が必要ですが、高齢者を一律に〝弱者〟として扱うのではなく、健康を維持して働き続けようとする人にインセンティブを与える制度設計は有意義といえるでしょう。

改革に向けてオープンな議論を

全世代型の社会保障制度への転換は理想ですが、ある日いきなりルールを切り替えれば社会に大混乱が発生しますから、数年、数十年かけた段階的な変更にならざるを得ません。また、少なからず反発もあるでしょうから、制度設計にも時間がかかるでしょう。今後、必要な安定財源をどこに求めていくかは、適切な財源構成のあり方を含めて検討する必要があります。社会保険である以上、保険料や自己負担も含めてトータルに議論すべきですが、国際的に国民負担率が低い現状を考えると、増税議論についても逃げることなく正面から向き合う必要があるでしょう。

その場合は消費税の増税も視野に入れる必要があるかもしれません。消費税増税の主張にも反発が大きいことは承知していますが、現役世代に負担が偏る社会保障の保険料や、将来世代にツケを回す国債と異なり、消費税は全世代が負担する持続可能な財源であることは間違いありません。納税者がメリットを感じられる使い方ができることが前提ですが、議論を避けるべきではないでしょう。

また、将来的に保険財政上の持続性が担保されたとしても、実際にサービス提供の基盤となる人材が存在しなければ、制度の存在価値は危ぶまれます。従来業務の見直し、ＡＩ（人工知能）やロボティクス技術などの導入による効率化、女性や高齢者などこれまで働きたくても働けなかった人材の就業促進は重要ですが、日本国内だけで人材確保をするのは極めて厳しいという現実から目を逸らしてはいけないと考えます。必要な人材確保という意味で、外国人の人材のより適切な受け入れと活用についても、前向きに検討する必要性があるのではないでしょうか。

最後に、ケアの統合的な提供のあり方や高齢者の適性に応じた健康・治療・介護の一体的、包括的なサービスの提供を推進するという観点から、後期高齢者医療制度と介護保険制度（75歳以上）のあり方を見直すとともに、介護保険制度と障害者総合支援制度のあり方の見直しができないかと思っています。

今回の提言には含まれていませんが、個人的には、将来的に「高齢者総合支援制度（仮称）」のようなものができないかと考えています。たとえばですが、後期高齢者医療制度と介護保険制度の適用を75歳以上で統合し、医療と介護を一体的に受けられるようにする仕組みです。これから実現を目指していく地域包括ケアにおいては、医療サービスと介護サービスの連携が極めて重要ですが、今までバラバラだった介護と医療の「お金の流れ」も統合できれば、効率化できるだけでなく、制度間の壁がなくなって柔軟な運用も可能になります。

たとえば、高齢者の中には生活習慣や社会的孤立などが理由で体調を悪化させ、医療機関を受診する人がいます。現在の制度では医師は何らかの治療をしたり薬を処方したりするしかありませんが、その処置で一時的に改善しても、本人が生活スタイルを変えることができずに再び体調を悪くして病院・診療所にかかることは珍しくありません。

介護保険と連携すれば、医師がコミュニティの支援サービスなどの〝社会的な処方〟もできるようになります。介護サービスの利用を嫌がる人は意外に多いのですが、医師から「治療のために」と促されれば、素直に従うことも考えられそうです。普段あまり食事を取らない独居高齢者がデイケアサービスに通って大勢で一緒に食事をすれば、食欲が戻り、体調も復活、メンタルも改善して治療が不要になるケースもあるでしょう。

東京大学高齢社会総合研究機構の研究報告書によると、65歳の時点でフレイル（病気ではないが、筋力や心身の活力が低下し、健康と要介護の間にある状態）と診断されると、10年後にはほぼ確実に要介護になるとされています。予防するには40代、50代の頃から運動習慣を身につけたほうがいいのですが、医師がこの年代の人たちにフレイルの検査を実施し、地域のスポーツサークルやスポーツジムなどを〝処方〟するということもできるようにしてはどうでしょうか。運動習慣は生活習慣病の予防にもなりますから、降圧剤や血糖降下剤などの医療費の削減も期待できるでしょう。医療と介護の垣根を越えることを目指すのであれば、それを規定する社会保障制度の統廃合も検討する余地はあると思います。

かかりつけ医機能を発揮するには?

「高齢者総合支援制度（仮称）」の創設はあくまで一案ですが、いずれにせよ医療サービスや介護サービス、あるいはコミュニティのさまざまなサービスを連携させていくうえで、その中心に位置するのはかかりつけ医となります。

第2章で香取照幸先生が言及されたように、かかりつけ医機能は非常に広範で、日常的な治療、複数疾患への対応、予防や介護など、患者が抱えている総合的なニーズに対し包括的な支援をすることになります。そうした役割は従来の医療の範疇に入らない医療行為なので、包括的な評価のあり方も検討しなければなりません。

評価方法の議論は「診療報酬のつけ方」というテーマになりがちですが、その前に「かかりつけ医機能が実際に発揮されているかどうか」を第三者的に評価できる仕組みが必要になるでしょう。健康づくりや疾病の予防、患者への啓発、終末期の看取りなどといった「人々の暮らしに寄り添う機能」は、数量的な評価が難しい側面があります。しかしながら、制度として定着させるためには客観的な評価が必要です。

従来の医療では、疾病リスクが顕在化した後の治療や救命に焦点が当てられ、「何かの病気を治療すれば診療報酬は何点」と決められていました。それに対し、かかりつけ医機能においては疾病の予防も含めて、「ウェルビーイング（心身だけでなく、社会的にも健康な状態）」をどれだけ実現したかが評価の対象になります。

生活習慣病の発生要因は複雑で、個々人の生活習慣や行動に起因する要因も少なくありません。場合によっては、（従来の）医療行為はほとんど介在せず、バランスのよい食事や適度な運動の指導、ストレスをためない生活のアドバイスといった関与が重要になるケースもあり得ます。「人生１００年時代」を踏まえると、ヘルスケア以上にウェルビーイングが重要になってきます。その向上に医療従事者がどう貢献し、どう評価されるべきかを考えなければなりません。

その際に現行の診療報酬制度に強引に当てはめる手法では、いくつかの欠陥が生じてしまう可能性があります。たとえば、「必要性に関係なく医療・介護サービスを提供すればするほど、利益が上がる報酬体系」は適切ではありませんし、社会保障費の無駄遣いを招きかねません。逆に「医師が何もしなくても、受け持ち患者1人当たりで報酬を得られる」という方式も問題があります。医師はかかりつけ患者を〝集客〟することにだけ注力し、適切な医療やアドバイスが疎かになりかねないからです。

現実的には、「1人当たりいくら」の算定方式と、「サービス提供量に応じた」報酬をセットにする方式になると考えられますが、「ウェルビーイングの向上に貢献した診療報酬」のあり方については、さらなる議論が必要になるでしょう。

診療科の偏在問題と「働き方改革」

かかりつけ医機能と地域包括ケアを支える地域の病院・診療所が今後減っていくという懸念もあります。

日本全体が高齢化しているので当然の話ですが、医師の高齢化も進んでいます。

厚労省の「医師・歯科医師・薬剤師統計（2020年）」によると、60歳以上の医師が占める割合は20・8％に増加し、平均年齢は47・2歳に上昇しています。

開業医となるとさらに顕著で、診療所に勤める医師のうち60歳以上が占める割合は50％に達し、平均年齢も約60歳です。若い医師が「開業」を選ばなくなっていることが背景にありますが、平均年齢が60歳ということは「20年後には引退している医師」が非常に多いということです。

全国と東京都で比較すると、全国的に開業医の数は2019年で約10万2600人とほぼ横ばいで、東京では前年比278人増の約1万3700人となっています。この先しばらくは東京は人口増が続いていくので、地方から東京へ移って開業する医師が増える可能性もあります。ただし近年増えている診療科としては美容外科の開業が最も多く、その次が精神科です。いずれも専門的な治療に特化している診療科ですから、〝あらゆる患者のあらゆる体の不調を診る〟というかかりつけ医機能と相性がいいとはいえません。

東京都では急性期の医療機関と慢性期の医療機関が偏在しているだけでなく、

このように診療科の偏在も顕著になっています。日本での開業は自由開業・自由標榜ですから、ニーズに応じて重要な診療科を弾力的に増減するという仕組みではありません。医師の人数が足りていても医療資源が分散しているので、地域によってはマンパワーが不足する可能性が高いのです。

そうした状態の中でもかかりつけ医機能をくまなく実現するには、医師のリスキリング（新しいスキルを身につけて、今までやっていなかった業務に取り組むこと）による診療科の転換や専門科の拡張、複数の診療科の医師で患者を診るタスクシフト、タスクシェアが重要になります。

そもそも、患者が抱えている総合的なニーズに対する包括的な支援を単独の開業医のみで担うのは困難です。1人の開業医が日中の診療に加え、夜間や休日の在宅診療までできるわけがありませんし、「働き方改革」という視点からも望ましくありません。

2024年4月から医師に対する時間外労働の上限規制の適用が開始されます。マンパワーが不足する中で労働時間まで減らすとなれば、〝増え続ける患者にどうやって対応すればいいのか〟と頭を抱えてしまいそうですが、まずは地域ごとの医療資源の偏在を解消する必要があります。そのためには地域ごとにどの診療科が不足しているのかを〝見える化〟して、新規開業や診療科の転換を促さなくてはならないでしょう。

単独の医師ではなく、複数の医師による「かかりつけ医チーム」で患者を診る態勢の構築も求められます。勤務医にも開業医にもならず、健康診断やワクチン接種などをフリーランス的に請け負う医師も東京では増えており、働き方の多様性が高まっています。そうした医師との連携も検討できるかもしれません。

医療機関で働くすべての人の働き方改革を進め、誰もが心身の健康を維持しながら医療に従事できる環境の実現が望まれます。

「病院死が7割」で近未来に何が起きるか

本章では終末期の医療を例として挙げてきましたが、超高齢社会の姿とは〝大量死の社会〟とも言い換えられます。これから後期高齢者となりつつある団塊世代は、あと10～20年で寿命を迎え、毎年1つの自治体が消滅するほどの規模の人々が亡くなっていきます。

人はいつか必ず死を迎えますが、死を目前にした終末期の患者が救急搬送で病院に運ばれて多くのベッドを埋めるような事態になれば、適切な治療で回復する見込みのある患者の病床を奪うことになってしまいます。

現在は終末期患者の約7割が病院で息を引き取っています。しかしながら、先に述べたように、実際には「多くの人々が自宅で最期を迎えることを望んでいる」というちぐはぐな状況になっているのです。

あくまで参考ですが、私の知人女性の事例を紹介しましょう。

その女性のお父様が末期がんで余命数か月と診断された時に、お父様は「病院のベッドであと数か月長生きしても仕方がない。明日死んでもいいから、家に帰りたい」と担当医師に頼んだのですが、認めてもらえませんでした。お父様は病院から何度も抜け出そうとしては連れ戻されていたそうです。そこでその女性は、お父様の意思を尊重し、自ら訪問看護を手配して在宅での医療体制をつくり上げ、医師を説得して退院を実現し、自宅で看取りました。自らの意思で行動し、「親子が納得できる終末期医療」を手に入れたのです。

この話をすると、医療従事者の方々からさまざまな反論が出てくることは承知していますし、医師としての職務上、末期がん患者をそのまま家に帰す判断は容易ではないことも理解しています。亡くなる間際まで病院で十分な看護を受けたいと考える方もいますから、そうした考え方を否定するつもりもありません。それでも大切なのは、患者本人の意思を可能な限り尊重できる医療を実現する努力でしょう。少なくとも患者の意思と合致していない「病院死が７割」の状態が続けば、20年後には「病院で最期を迎えたくても空きベッドがない」という状況になる可能性は否定できません。

「ACP」の普及促進がもたらすメリット

この問題を解決していくためには、「自宅で最期を迎えたい」という人が、在宅での終末期医療を選択できる環境を整えることです。

そのためには、まず患者本人が明確に意思を示す必要があります。入院や延命治療を拒否したいと考えていたとしても、家族やかかりつけ医との話し合いで意思を伝えていないと、いざ臨終間際に苦しさを訴えた時に家族が救急車を呼び、救命処置・延命治療が施されることになります。本人の意思が確認できなければ、救急隊員は職務として救命処置をしなければなりませんし、医師も延命治療をせざるを得ません。結果的に、本人にとっても家族にとっても不幸な事態となってしまいます。

将来、容態が悪化した時に延命治療をするかどうかについて、家族や医療・介護チームで慎重に話し合い、その意思決定を支援するプロセスを「ACP（アドバンス・ケア・プランニング）」と呼びます。「延命治療は要らない」「自宅で最期を迎えたい」と考えているのであれば、ACPを実施して意思をはっきり示しておくことが大事です。

ACPという用語に堅苦しさを感じるようなら、自分の望む終末期について「エンディングノート」というかたちで書き記しておくという理解でも構いません。この活動を普及促進して世の中の理解を深めていくことは、大量死の時代を迎えるうえで極めて大切な準備といえるでしょう。

ＡＣＰについて先進的な取り組みをしている東京・八王子市では、高齢者の救急搬送困難事案を減らすため、「救急情報シート」を市民に配布しています。このシートには既往症や服用薬、かかりつけ医の連絡先などを記入する欄とともに、〈もしもの時に医師に伝えたい事があればチェックを入れてください〉という項目があり、「できるだけ救命、延命をしてほしい」「苦痛をやわらげる処置なら希望する」「なるべく自然な状態で見守ってほしい」「その他」というチェックボックスが並んでいます。本人の意思確認をするとともに、家族で延命治療について話し合うきっかけになることを狙って作成されたそうです。

自宅で最期を迎えることを希望する人が増えれば、在宅医療や訪問看護の体制を整える必要があります。いくら自宅で最期を迎えたいと本人が望んでいても、サポートが不十分で家族の介護の負担が重くなれば、入院させざるを得なくなります。患者を看取るかかりつけ医には、単に死亡診断書を書くだけでなく、そうした在宅医療の環境整備を担う役割も求められます。

近未来を考えると、医療の役割は「患者の病気を治す」だけではありません。「地域で治し、支える」ことが基本ですが、〝ゆりかごから墓場まで〟患者・国民の暮らし（人生のしまい方も含め）を多面的に支えるまでに広がっています。それは決して医療側の一方的な都合ではなく、患者側の望みでもあり、ひいては医療提供体制の持続可能性を高めることにもつながっているのです。

＊

ＴＭＡ近未来医療会議の第４クールでは、第３クールまでの議論を深掘りし、現役世代と高齢世代の間に存在する不公平を是正して、持続可能な社会保障制度を実現するにはどうすればいいか、また限られた医療資源の中で「最大多様の最大幸福」を実現する医療とは何かについて議論しました。

それは決して医療を受ける人々に限った「幸福」ではありません。20年後の近未来に社会保障制度を支える今の若い世代にも、自らの将来の生活に関わる重大な問題として、議論に参画することを切に願います。

医師の視点から④

「自宅で最期を迎える」を叶えたければ、「ACP」を実施してほしい

立川在宅ケアクリニック院長／立川市医師会理事　荘《しょう》司《じ》　輝昭

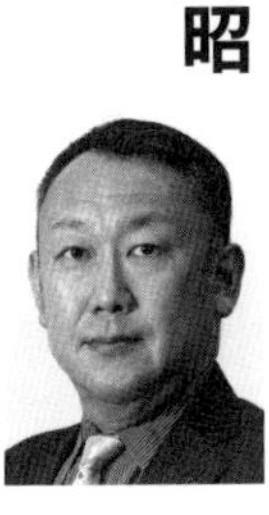

第４章では終末期医療を支えるために在宅医療の体制を整えることの重要性について、堀真奈美座長より提言がありました。私のクリニックは在宅専門ですので、その立場から特にＡＣＰの現状についてお話しします。

ＡＣＰとは「アドバンス・ケア・プランニング」の略語です。人生の最終段階にどのような医療を望むかを、本人と家族が主治医などを交えて話し合うことで、「人生会議」とも呼ばれています。

医療の発展に伴い、救命や延命の技術も発展しています。以前であれば〝もう手の施しようがない状態〟とされた命が救われるようになりました。それは医療者として歓迎すべきことではあるのですが、皮肉なことに〝患者本人が望まない治療による延命〟という事例も増加しています。

終末期になっても在宅医療を受ける患者の大半は、「住み慣れた自宅で最期を迎えたい」と望んでいます。ですが、いざその時が訪れた際に希望が叶うとは限りません。

たとえば、夜間に患者が苦しんでいるのを見た家族が慌てて119番通報したとします。現場に急行した救急救命士や救急医は、文字どおり「命を救うこと」が役割ですから、可能な限りの救命措置をとります。救急患者が搬送された病院の医師も「命を延ばすこと」を選択します。患者の意思がわからない場合、医療従事者はそうする義務があるからです。

自宅で人生の最期を迎えようとしても、本人がその意思を示せない状態であれば家族が決めなければなりません。しかし本人の意思が共有されていなければ、家族の誰がどのような結論を出そうとも後悔する結果になりかねません。

〝少しでも望みがあるなら〟と延命を求めれば、病院のベッドで何本ものチューブにつながれている状態を何か月も見せられる悲しみもあるでしょう。逆に延命を断れば〝自分の判断で見捨ててしまった〟と後悔するかもしれません。

だからこそACPの重要性は増しています。

東京都では2019年12月から、家族が救急隊に「傷病者本人に心肺蘇生の実施を望まない意思がある」と示した場合には、救急隊はかかりつけ医に連絡したうえで、その指示のもとに心肺蘇生を中止し、傷病者をかかりつけ医または家族に引き継げるようになりました（心配蘇生の中止には一定の条件がありますが、ここでは省略します）。

心肺蘇生を中止した事例は運用開始後の1年間で113件あり、そのうちかかりつけ医に連絡が取れ、中止の指示を受けたのは103件となっています。この113件について、何らかのトラブルが発生したケースがなかったか東京消防庁に聞いたところ、「1例もなかった」との回答でした。かかりつけ医と連絡が取れない状況でも中止を選んだ家族では、事前にしっかりと話し合いがされていたと考えられます。

ACPの実施で難しいのはタイミングです。死を実感していない時期に家族が持ちかければ本人は心身ともに傷つきますし、反発するケースも考えられます。かといって遅すぎれば家族は〝話し合っておけばよかった〟と後悔します。そんな際に相談相手になれるのは信頼できる医療従事者です。ACPの普及においても、かかりつけ医の役割は大きくなっていくでしょう。

ただしACPの普及を進めるうえでは、別の社会問題も絡んできます。

2020年に立川市では「自宅での死亡」が418例ありましたが、このうち約半数の204例は「検案（医師が遺体を検査して死因を判定すること）」でした。在宅死のうち治療中の病気が原因で死亡したとかかりつけ医が判定すれば、その医師が死亡診断書を書きますが、それ以外のケースは検案となり「異状死」「変死」として扱われます。具体的には転倒や転落、風呂場での溺死といった事故死、中毒死や自殺、他殺などがありますが、ここには独居死の多くも含まれます。立川市の場合、204例の検案のうち63例が独居死でした。

私は多摩地域で毎年700件以上、これまでに1万3000件以上の検案をしてきましたが、慢性期のがんなどを抱えながらも〝医療難民〟となり、最期は自宅で孤独死してしまったケースが多くありました。独居高齢者は、そもそもACPの実施自体が難しい状況にあるのです。全国的に晩婚化・非婚化が進んでおり、多摩地域や立川市でも単身高齢者世帯が年々増加しています。将来的に〝孤独死パンデミック〟が起きかねないことを想定し、医療難民化した独居高齢者をどのように支えていくかも今後の課題になってくるでしょう。

自宅での死亡と〝孤独死〟の割合

死亡場所の構成比（全国、東京都、立川市）

	病院	老人保健施設	自宅	その他	死亡総数
全国	970,933 67%	194,702 14%	247,896 17%	26,325 2%	1,439,856
東京都	78,848 62%	16,553 13%	30,278 24%	1,970 2%	127,649
立川市	1,164 64%	201 11%	418 23%	25 1%	1,808

出典：全国・東京都は厚生労働省「2021年人口動態統計」
立川市は東京都福祉保健局「2020年人口動態統計未掲載資料」より作成
（小数点以下は四捨五入）

立川市の自宅死亡の現状

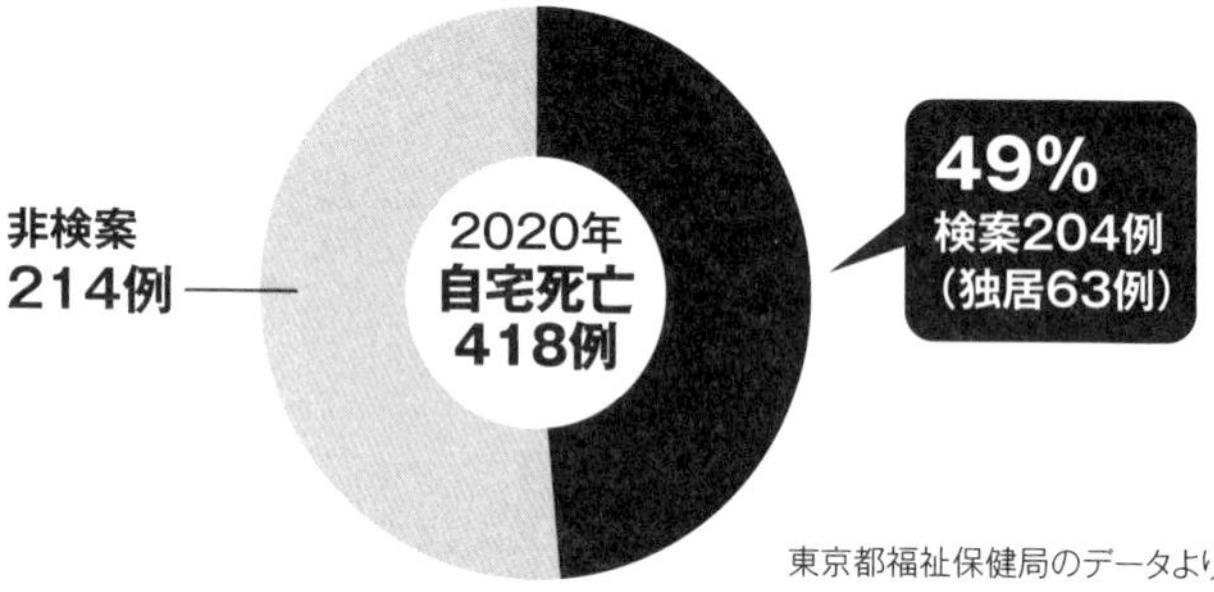

東京都福祉保健局のデータより

高齢者の単身世帯数

	2020年		2025年予測
東京都（65歳以上）	878,629	➡	920,538
多摩地域（65歳以上）	240,440	➡	256,910
立川市（65歳以上）	13,017	➡	13,841

終章

医療者と都民で「越えるべきハードル」

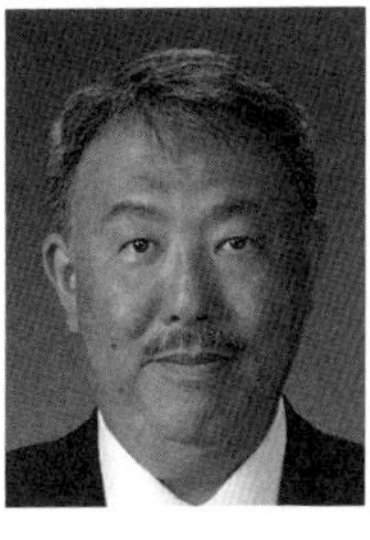

黒瀬 巌
（東京都医師会理事）

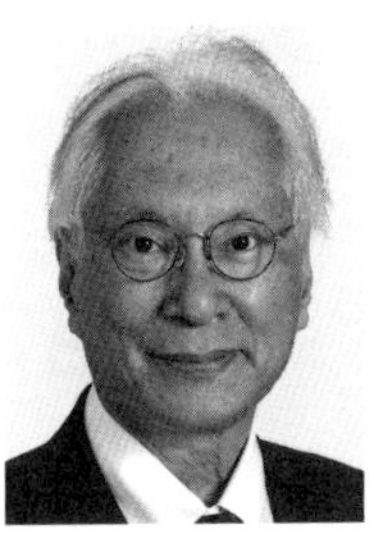

平川 博之
（東京都医師会副会長）

準備開始から2年、白熱した会議を走り終えて

黒瀬　巌（東京都医師会理事）

準備期間から数えれば2年近くの月日を費やし、ＴＭＡ近未来医療会議が終わりました。外部の有識者を交えた月１回の議論を重ね、最終的に医療政策に対する提言をするというのは東京都医師会としては前例のない試みでしたが、当初考えていたよりもはるかに議論が白熱したことに驚いたというのが率直な感想です。現場に立つ医師たちの危機感や熱い思いが座長や委員の先生方に伝わり、東京都の医療を守るための真剣で有益な討議ができたと思います。

もともとこの会議の構想は、尾﨑治夫会長が８年前に会長に就任した時から掲げていたもので、会長４期目の公約にも明記されていました。私は２０１９年６

月から都医師会の理事として医療保険を担当してきましたが、そうした中で医療財政の将来像に危機感を覚えるとともに、〝ただ厚生労働省からの保険診療関連の通達を会員向けに発出したり、厚生局が行う保険医の指導や監査に協力するだけでいいのだろうか〟という疑問もありました。

そして21年夏に平川博之・副会長とともに、「都医師会として、社会保障制度全体を見据えた医療改革を提言すべきではないか」と尾崎会長に提案しました。それに対して尾崎会長は「待ってたんだよ、その言葉を！」と。

年内に準備会を開催することが決まると、それからはまさに怒濤《どとう》の日々でした。第1～第4クールのテーマ設定や、委員をお願いする有識者の候補などについては平川副会長と私で素案を作成し、尾崎会長に承認を得るかたちで進めました。委員の先生方は3分の1が医療経済や医療財政、コロナ対策などさまざまな分野の有識者、3分の1が大学病院のほか国公立・民間病院の院長や理事長、そして3分の1が都医師会の会員という構成とし、参加の打診は私が担当することになりました。

有識者の先生方はお名前は存じ上げていたものの、実はほとんど面識のない方ばかりでした。それでも趣旨を説明して依頼したところ、断られる方は一人もおらず、皆さんにお引き受けいただけました。政府の新型コロナウイルス感染症対策分科会のメンバーだった和田耕治先生には、何の根回しもせず初めてお会いした場で「コロナの教訓を扱うので、第3クールの座長をお願いします」と申し上げたら呆気《あっけ》にとられておられましたが、快くご了承くださいました。そういえば、全世代型社会保障構築会議の構成員でもある香取照幸先生に本会議の委員長を依頼したのも、21年12月に行われた準備会の席上でした。

委員が初見の人ばかりの会議では、普通なら発言が遠慮がちになりそうなものです。しかも、あえて第1クールでは臨床医師には相当に縁遠い「医療財政」をテーマに据えたので、〝有識者の解説を拝聴するばかりにならないだろうか〟という心配もありました。ところが、第1クールの初回作業部会から誰もが積極的に意見を言い合う、非常に活発な討論になったのです。その時に私はこの会議がうまくいくことを確信しましたし、最終的に世の中に一石を投じる提言に至ったと思います。

各クールの提言はシンポジウムの動画とともに、ＴＭＡ近未来医療会議のホームページに掲載していますが、この会議の存在を知って興味を持って閲覧する方は多くないかもしれません。そこで関心を持っていただける機会を増やすために、書店で手に取ってもらうことを考え、委員の真野俊樹先生（中央大学大学院戦略経営研究科教授）に出版社を紹介していただき、単行本にまとめることにしました。医療や介護、財政などに関わる方々だけでなく、よりよい医療を求める都民の方々にも「近未来の医療が抱える問題」をご理解いただける一冊になったと考えています。

これからは、ＴＭＡ近未来医療会議の成果を具現化する段階へと移っていきます。地域包括ケアの体制を構築するために、かかりつけ医機能の実現や介護との連携、ＩＣＴの活用、いつまた襲うかもしれない新興・再興感染症のパンデミックへの備えなど、取り組むべき課題は山積しています。医療財政の改革はそれをつかさどる国や都に働きかけていかなければなりませんし、「医療の財源を増やすべき」と訴える以上、我々医療者にも身を切って医療費の無駄を廃していく覚悟が求められるでしょう。

ＴＭＡ近未来医療会議にご参加、ご協力いただいたすべての方々に感謝を申し上げるとともに、本書が医療者の意識改革、あるいは都民・国民のヘルス・リテラシー向上の一助になることを願っています。

1人の町医者でも「社会や国を守っている実感」を大切にしたい

平川 博之（東京都医師会副会長）

かねてから私たちは、この先の東京の医療環境は厳しいものになると感じており、特にコロナ禍に直面してその懸念がさらに大きくなりました。何とかしなければと思いつつも、現場の一医師にとって「医療制度の改革」や「医療提供体制のあり方」といったテーマは、自分たちが関与するには大きすぎる議論と感じていたところもあったように思います。

しかし尾﨑治夫会長は、2015年の就任当初から都民や医師会会員に向けて機会あるごとに「将来、東京の医療は危機的状況になる」と訴えてきました。そして新型コロナのパンデミックで〝将来の懸念〟は〝今そこにある危機〟に変わったのです。それを目の当たりにした私たちも「これを機に医療制度や財源について、我がこととして真摯に議論し、都民に安心・安全な医療提供体制を提案していかなくては」との思いから生まれたのがＴＭＡ近未来医療会議です。

会議には診療地域、科目、規模の異なる多様な医師が集まりましたが、「強い危機感と熱い思い」を共有していました。座長やシンポジストを務めた先生方も医療経済、社会保障、介護福祉などさまざまな専門領域でしたが、「医師会に好意的な方ばかりを選ばない」を原則にお招きしました。その結果、予想通り〝異種格闘技戦〟のような議論が繰り広げられました。毎回、予定時間を大幅に超える議論を重ねていくにしたがって、我が国の医師が日々感じている危機感や閉塞感の背景や原因が徐々に見えてきました。

東京都医師会で私が分掌しているのは「医療介護福祉」です。医療といっても在宅医療、高齢者医療、精神科医療の分野で、どちらかといえば医療の中核というより脇役、周辺領域にありました。

それがこのたびのパンデミックで、いきなり注目を浴びることになりました。

というのも新型コロナの感染拡大により、欧米諸国ではおびただしい数の高齢者が亡くなりました。高齢者の感染対策が死亡者数・死亡率に多大な影響を与えることは明白でした。当時「医療崩壊」が叫ばれていましたが、実はその背後には「介護崩壊」がありました。両者は表裏一体、一蓮托生の関係にあるからです。

都医師会は高齢者施設などが起点となる「介護崩壊」を防ぐため、感染拡大の兆しが見えた2020年3月に「東京都新型コロナウイルス感染症対策医療介護福祉サービス等連携連絡会」を新設し、医療介護福祉関係者、多職種協働による高齢者感染対策に積極的に取り組みました。

第4波や第5波では入院医療が逼迫し、自宅での療養を余儀なくされました。在宅の感染者が安心して療養・待機ができるよう地区医師会が中心となり、電話・オンライン診療、往診を提供する「医療支援強化事業」を全都的に展開しました。さらにオミクロン株が蔓延した第6波では、高齢者施設の陽性者が施設内療養を強いられる事態となった際、地区医師会ごとに「医療支援チーム」を結成して施設の療養者を支援しました。

こうした対策を打ち出していく中で、「緊急事態」を言い訳にして、これまでしがらみや既得権があるために乗り越えられなかった〝職種の壁〟や〝既存の壁〟の突破を試みました。たとえば「オンライン診療」や「バーチャル待合室」の活用、あるいは「往診専門医療機関」や「在宅医療支援医療機関」や「バーチャル待合室」との連携です。これらの新たな取り組みについては、今後しっかり検証してまいります。

いずれにしても〝脇役〟だった医療介護福祉が世間の耳目を集めることになりました。その理由は本文中で繰り返し述べられているように、このたびのコロナ禍で表面化した医療介護福祉の諸課題が、近未来の東京、ひいては日本全体が抱える課題そのものであったからです。

ＴＭＡ近未来医療会議では、「かかりつけ医を中心とした地域包括ケアの体制を実現すべき」との提言がなされました。確かに今回のコロナ禍をうまく乗り越えてきた地域では「地域包括ケアシステム」が機能していました。いずれにしても「近未来の医療提供体制のひな形」とも呼べるようなかたちを提示できたのは、都医師会の大きな成果だと自負しています。

コロナ禍に直面したことで、従来からの医療提供体制では都民の健康、安心・安全な生活を守れないことを多くの医師が実感しました。多くの医療機関が高齢者医療、多職種連携の重要性やオンライン診療をはじめとする新しい取り組みに乗り出せたことが何よりの証左です。

私たち医師も〝病を治す専門職〟に徹しているだけではいけません。疾病予防から地域づくり、公衆衛生や国の安全保障にまで関わる責務を背負っていることを、コロナ禍で多くの医師が理解したはずです。

都医師会の感染対策会議での、ある先生の発言がとても印象的でした。

「これまで毎日診療に励んできたけれど、なにか物足りなかった。今回、発熱外来やワクチン接種、往診対応などを引き受けて滅茶苦茶大変だったけれど、社会や国を守っていることを実感でき、〝そうか、僕はこのような時のために医者になったんだ〟と気づきました」

医療の現場で何が起きているか、どこに問題があるのかを体感しているのは私たち医師です。だからこそ社会保障や医療経済についての知識を備え、町医者の身であっても、自分たちの経験や考えをしっかり発言することの大切さを「TMA近未来医療会議」から学びました。

最後になりましたが、私たちに多くの知識や情報、アイデアを授けてくださった座長やシンポジストの先生方へ、そして日々の診療後に会議に駆けつけて現場の声を伝えてくださった医師会会員の仲間に感謝申し上げます。1年以上にわたるこの議論の成果が、東京の医療介護体制の「希望」となることを願ってやみません。

TMA近未来医療会議　委員名簿（委員就任時の肩書を掲載）

香取　照幸（委員長、第2クール座長）上智大学総合人間科学部教授
國土　典宏（副委員長）国立国際医療研究センター理事長
林　泉彦（副委員長）はやしクリニック院長
菅原　琢磨（第1クール座長）法政大学経済学部教授
和田　耕治（第3クール座長）日本公衆衛生協会理事
堀　真奈美（第4クール座長）東海大学健康学部教授
真野　俊樹　中央大学大学院戦略経営研究科教授
北川　雄光　慶應義塾大学医学部教授
藍　真澄　東京医科歯科大学大学院教授
海老原　全　東京都済生会中央病院院長
土谷　明男　葛西中央病院理事長
大坪　由里子　三軒茶屋病院院長
平澤　精一　マイシティクリニック院長
荘司　輝昭　立川在宅ケアクリニック院長
野村　和至　野村医院理事長
増田　幹生　共和堂医院院長
長谷川　ひとみ　はせがわ内科院長
尾﨑　治夫　東京都医師会会長
平川　博之　東京都医師会副会長
黒瀬　巌　東京都医師会理事

TMA近未来医療会議

東京都医師会（Tokyo Medical Association）が、ウィズコロナ／ポストコロナ時代における医療提供体制の抜本的な改革と、社会保障の理想像について幅広く検討することを目的として設置した会議。2022年１月から23年４月にかけて４クールに分けて開催された。

会議には多くの学識経験者・有識者が参加し、東京における各医療分野の代表や地域医療を担う医師とともに医療提供体制の諸問題を多角的に討議。そこから導き出された社会保障制度の改革案を都民に提示するとともに、国や東京都へ提言する。

近未来のTOKYO医療に希望はあるか？
医療の安心と安全を保つために――医療者と都民で「越えるべきハードル」

2023年５月24日　初版第１刷発行

著　者　TMA近未来医療会議

監修者　尾﨑治夫（東京都医師会会長）

発行人　三井直也

発行所　株式会社小学館
〒101－8001　東京都千代田区一ツ橋2－3－1

電　話　編集　03－3230－5982
販売　03－5281－3555

本文DTP　ためのり企画

印刷所　萩原印刷株式会社

製本所　株式会社若林製本工場

Printed in Japan. ISBN978－4－09－389103－5